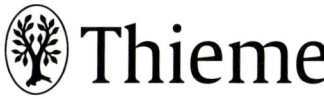

Koinfektion Hepatitis und HIV

Band 4

Herausgegeben von
Jürgen K. Rockstroh
Stefan Mauss
Hans Jäger

Unter Mitarbeit von

Berg, T.
van Bömmel, F.
Carosi, G.
Cornberg, M.
Eberhard, A.
Erhardt, A.
Klinker, H.
Kurowski, M.
Puoti, M.
Sarrazin, C.
Schuppan, D.
Spengler, U.
Vogel, M.
Wedemeyer, H.

48 Abbildungen
23 Tabellen

Georg Thieme Verlag
Stuttgart · New York

Bibliografische Information
Der Deutschen Nationalbibliothek

Die Deutsche Nationalbibliothek verzeichnet diese Publikation in der Deutschen Nationalbibliografie; detaillierte bibliografische Daten sind im Internet über http://dnb.d-nb.de abrufbar.

Weiterführende Literatur kann beim jeweiligen Beitragsverfasser erfragt werden.

© 2006 Georg Thieme Verlag KG
Rüdigerstraße 14
D-70469 Stuttgart
Unsere Homepage: http://www.thieme.de

Printed in Germany

Umschlaggestaltung: Thieme Verlagsgruppe
Grafiken: Ziegler + Müller, Kirchentellinsfurt
Satz: Ziegler + Müller, Kirchentellinsfurt
Druck und Bindung: Grafisches Centrum Cuno, Calbe

ISBN 3-13-134531-4   1 2 3 4 5 6
ISBN 978-3-13134531-8

Wichtiger Hinweis: Wie jede Wissenschaft ist die Medizin ständigen Entwicklungen unterworfen. Forschung und klinische Erfahrung erweitern unsere Erkenntnisse, insbesondere was Behandlung und medikamentöse Therapie anbelangt. Soweit in diesem Buch eine Dosierung oder eine Applikation erwähnt wird, darf der Leser zwar darauf vertrauen, dass Autoren, Herausgeber und Verlag große Sorgfalt darauf verwandt haben, dass diese Angabe dem **Wissensstand bei Fertigstellung des Werkes** entspricht.

Für Angaben über Dosierungsanweisungen und Applikationsformen kann vom Verlag jedoch keine Gewähr übernommen werden. **Jeder Benutzer ist angehalten,** durch sorgfältige Prüfung der Beipackzettel der verwendeten Präparate und gegebenenfalls nach Konsultation eines Spezialisten festzustellen, ob die dort gegebene Empfehlung für Dosierungen oder die Beachtung von Kontraindikationen gegenüber der Angabe in diesem Buch abweicht. Eine solche Prüfung ist besonders wichtig bei selten verwendeten Präparaten oder solchen, die neu auf den Markt gebracht worden sind. **Jede Dosierung oder Applikation erfolgt auf eigene Gefahr des Benutzers.** Autoren und Verlag appellieren an jeden Benutzer, ihm etwa auffallende Ungenauigkeiten dem Verlag mitzuteilen.

Geschützte Warennamen (Warenzeichen) werden **nicht** besonders kenntlich gemacht. Aus dem Fehlen eines solchen Hinweises kann also nicht geschlossen werden, dass es sich um einen freien Warennamen handelt.

Das Buch, einschließlich aller seiner Teile, ist urheberrechtlich geschützt. Jede Verwertung außerhalb der engen Grenzen des Urheberrechtsgesetzes ist ohne Zustimmung des Verlages unzulässig und strafbar. Das gilt insbesondere für Vervielfältigungen, Übersetzungen, Mikroverfilmungen und die Einspeicherung und Verarbeitung in elektronischen Systemen.

Anschriftenverzeichnis

PD Dr. med. Thomas Berg
Medizinische Klinik mit Schwerpunkt
Hepatologie und Gastroenterologie
Charité, Campus Virchow-Klinikum
Universitätsmedizin Berlin
Augustenburger Platz 1
13353 Berlin

Dr. med. Florian van Bömmel
Medizinische Klinik mit Schwerpunkt
Hepatologie und Gastroenterologie
Charité, Campus Virchow-Klinikum
Universitätsmedizin Berlin
Augustenburger Platz 1
13353 Berlin

Dr. med. Markus Cornberg
Abt. Gastroenterologie, Hepatologie
und Endokrinologie
Medizinische Hochschule Hannover
Carl-Neuberg-Straße 1
30625 Hannover

Prof. Giampiero Carosi, M.D.
Ordinario di Malattie Infettive
Clinica di Malattie Infettive e Tropicale
AO Spedali Civili
P. le Spedali Civili 1
25123 Brescia
Italy

Andrea Eberhard, Ärztin
Gemeinschaftspraxis Dr. Jägel-Guedes/Dr. Jäger
Karlsplatz (Stachus) 8
80335 München

PD Dr. med. Andreas Erhardt
Klinik für Gastroenterologie und Hepatologie
Universitätsklinik Düsseldorf
Moorenstraße 5
40001 Düsseldorf

Dr. med. Hans Jäger
Karlsplatz 8
80335 München

PD Dr. med. Hartwig Klinker
Medizinische Poliklinik der Universität
Schwerpunkt Hepatologie/Infektiologie
Standort Luitpoldkrankenhaus
Josef-Schneider-Straße 2
97080 Würzburg

Prof. Dr. med. Dr. rer. nat. Michael Kurowski
Immunologische Tagesklinik
Auguste-Viktoria-Krankenhaus Berlin
Rubensstraße 125
12157 Berlin

Dr. med. Stefan Mauss
Zentrum für HIV und Hepatogastroenterologie
Grafenberger Allee 128 a
40237 Düsseldorf

Paola Nasta, M.D.
Assegnista di Ricerca
Clinica di Malattie Infettive e Tropicale
AO Spedali Civili
P. le Spedali Civili 1
25123 Brescia
Italy

Massimo Puoti, M.D.
Clinica di Malattie Infettive e Tropicale
AO Spedali Civili
P. le Spedali Civili 1
25123 Brescia
Italy

Prof. Dr. med. Jürgen K. Rockstroh
Medizinische Klinik und Poliklinik I
Universitätsklinikum Bonn
Sigmund-Freud-Straße 25
53105 Bonn

PD Dr. Christoph Sarrazin
Universitätsklinikum des Saarlandes
Klinik für Innere Medizin II
Kirrberger Straße, Gebäude 41
66421 Homburg/Saar

Detlef Schuppan, M.D, Ph.D.
Division of Gastroenterology and Hepatology
Beth Israel Deaconess Medical Center
Harvard Medical School
Dana 501
330 Brookline Ave
Boston, MA 02215

Prof. Dr. med. Ulrich Spengler
Medizinische Klinik und Poliklinik I
Universitätsklinikum Bonn
Sigmund-Freud-Straße 25
53105 Bonn

Dr. med. Martin Vogel
Medizinische Klinik und Poliklinik I
Universitätklinikum Bonn
Sigmund-Freud-Straße 25
53105 Bonn

PD Dr. med. Heiner Wedemeyer
Abt. Gastroenterologie, Hepatologie
und Endokrinologie
Medizinische Hochschule Hannover
Carl-Neuberg-Straße 1
30625 Hannover

Inhaltsverzeichnis

Grundlagen

Immunpathogenese der Hepatitis B und C bei HIV-Infektion 3

U. Spengler

Mechanisms of Hepatic Fibrogenesis and Antifibrotic Therapy 6

D. Schuppan

Mechanisms of hepatic fibrogenesis 6
The unique role of HCV in
    fibrosis progression 7
Contribution of a second hit
    to HCV disease progression 7
The fibrogenic immune response
    in HCV-HIV coinfection 8
Reversibility of hepatic fibrosis 8
Genetic predisposition for hepatic fibrosis ... 9
Antifibrotic drug development 10
Pharmacological strategies
    to inhibit hepatic fibrosis 10
Other antifibrotic agents 11
Combination therapy for hepatic fibrosis 13

Einfluss der hochaktiven antiretroviralen Therapie (HAART) auf den Verlauf der Hepatitis-Koinfektion 15

J. K. Rockstroh

Einleitung 15
Natürlicher Verlauf der Hepatitis C
    bei HIV-Koinfektion 15
Prognose der Hepatitis C bei
    koinfizierten Patienten 16
Einfluss einer HAART auf den Verlauf
    der Hepatitis C 17
Gibt es Unterschiede zwischen
    den antiretroviralen Substanzen
    und wie ist die Balance zwischen
    Nutzen und Hepatotoxizität? 18
Schlussfolgerungen 19

Wie impfe ich erfolgreich gegen Hepatitis A und B? 20

A. Eberhard

Wen soll ich gegen Hepatitis A und B
    impfen? 20
Was sollte ich vor einer geplanten
    Immunisierung testen? 20
Über was sollte der Patient
    aufgeklärt werden? 20
Welche Kontraindikationen bestehen? 20
Welche Impfstoffe stehen zur Verfügung? ... 20
Wie wird die Immunisierung durchgeführt? . 22
Mit welchen Nebenwirkungen
    und Komplikationen ist zu rechnen? 22
Wann sollte der Impferfolg kontrolliert
    werden? 23
Hepatitis-B-Immunisierung
    bei HIV-Infektion.................... 23
Wann sollte eine Auffrischimpfung
    erfolgen?.......................... 24

Behandlung der Hepatitis B

Therapie der chronischen Hepatitis B 27

A. Erhardt

Einführung 27
Therapieempfehlungen 29
Medikamente 29
Neue Therapieoptionen 36

New Aspects in the Treatment of Hepatitis B in HIV/HBV-Coinfected Patients 38

M. Puoti, P. Nasta, G. Carosi

Rationale for treatment of HBV co-infection
    in anti-HIV seropositives 38
Objectives of treatment 38

Therapeutic tools 38
Data on the efficacy of anti-HBV treatment . 40
Guidelines for treatment of
   HIV-HBV co-infection 40
Impact of anti-HBV treatment on
   liver-related morbidity and mortality ... 42
Conclusions 42

Resistenzentwicklung gegenüber Hepatitis-B-Virus (HBV) Polymeraseinhibitoren 44

F. van Bömmel, T. Berg

Einleitung 44

Molekulare Wirkmechanismen
   von Nukleo(t)sidanaloga 44
Molekulare Grundlagen der viralen
   Resistenzentwicklung 47
Mechanismen der Resistenz
   gegen Nukleo(t)sidanaloga 48
Faktoren, die die Resistenzbildung
   beeinflussen 51
Diagnostik der Resistenz
   gegen Nukelo(t)sidanaloga 51
Therapieoptionen bei Resistenz
   gegen Nukleo(t)sidanaloga 52
Zusammenfassung und Ausblick 54

Behandlung der Hepatitis C

**Natürlicher Verlauf und Therapie
der Hepatitis C: Aktuelle Aspekte 2005** .. 57

H. Wedemeyer, M. Cornberg

Natürlicher Verlauf der Hepatitis C 57
HCV-Genotypen und natürlicher Verlauf ... 58
Therapie der akuten Hepatitis C 59
Optimierung und Individualisierung
   der Standardtherapie der
   chronischen Hepatitis C 60

**Aktuelle Aspekte der Behandlung
der Hepatitis C bei HIV-Koinfektion** 65

S. Mauss

Geographische Verteilung und Epidemiologie 65
Natürlicher Verlauf, Mortalität
   und Einfluss der antiretroviralen Therapie 65
Therapiestudien der HCV/HIV-Koinfektion .. 66
Schlussfolgerung 73

**Neue Therapieansätze in der Behandlung
der chronischen Virushepatitis B und C** .. 74

C. Sarrazin

Einleitung 74
Hepatitis B 74
Hepatitis C 77

**Behandlung der akuten Hepatitis C
bei HIV-Koinfektion** 81

M. Vogel, J. K. Rockstroh

Epidemiologie und Transmission 81
Behandlung 81
Daten aus Deutschland 81
Daten aus England 83
Zusammenfassung 83

**Ribavirin-Spiegelmessung –
Pro und Contra aus klinischer Sicht** 85

H. Klinker

Ribavirin-Pharmakokinetik 85
Ribavirin-Plasmakonzentrationen
   in der HCV-Therapie 86
Eigene Ergebnisse 86
Zusammenfassung 88

**Pro und Kontra Ribavirin-Spiegelmessung
aus pharmakologischer Sicht** 89

M. Kurowski

Hintergrund 89
Pharmakokinetik von Ribavirin 89
Voraussetzung für die Routinemessung
   von Ribavirin-Spiegeln
   (therapeutisches Drug Monitoring) 89
Schlussfolgerung 90

Sachverzeichnis 91

Grundlagen

Immunpathogenese der Hepatitis B und C bei HIV-Infektion

U. Spengler

Lymphozyten sind das charakteristische Kennzeichen der Virushepatitis. Einerseits sind sie Vermittler des Gewebeschadens, der schließlich zur Zirrhose führt. Auf der anderen Seite tragen diese Lymphozyten zu einer Kontrolle der Virushepatitis bei. Dieser Umstand wird therapeutisch genutzt, wenn wir z. B. Patienten mit Hepatitis B Virusinfektion (HBV) mit Interferon behandeln. Interferon stimuliert die Aktivität zytotoxischer T-Zellen, setzt antivirale Zytokine frei und erhöht die Antigenerkennung durch Hochregulation der MHC-Moleküle. Wir erkennen dies bei der Therapie als entzündlichen Schub, dem so genannten Flare, der einer Viruselimination vorausgeht. In diesem Prozess spielen die CD4-Zellen als Hauptregulatoren der zellulären Immunität eine wesentliche Rolle, da sie für die Effektorzellen wichtige Helferfunktionen bereitstellen. Bei der HIV-Infektion sind diese CD4+-T-Helferzellen das Hauptziel von HIV. Sie werden dabei sowohl in ihrer Anzahl als auch in ihrer Funktion stark beeinträchtigt, was schließlich zum Immundefekt führt. Klinisch spiegelt sich das in einer deutlich schlechteren Erfolgsrate der Interferontherapie bei HBV- und HIV-koinfizierten Patienten wider (Tab. 1.1).

Erfreulicherweise spielt in der heutigen Zeit die HBV-Infektion bei den HIV-infizierten Patienten keine große Rolle mehr, weil eine Reihe der antiretroviralen Medikamente wie Lamivudin, Emtricitabin oder Tenofivir neben ihrer Wirkung auf HIV gleichzeitig auch die HBV-Replikation blockieren. Dadurch ist die HBV-Koinfektion in der Regel gut kontrollierbar, wenn auch infolge von Resistenzen die dauerhafte Kontrolle einer Hepatitis B problematisch ist. Dennoch kann man auch in dieser Situation die HBV-Infektion und ihre Immunantwort nicht völlig außer Acht lassen. Abb. 1.1 verdeutlicht am Beispiel eines Patienten, der bei schwieriger HIV-Resistenzlage mit Versagen der antiretroviralen Therapie umgestellt werden musste (Altfeld et al. 1998). Im Rahmen der Therapieumstellung wurde dabei auch das gegen Hepatitis B wirksame Lamivudin wegen Resistenzentwicklung von HIV abgesetzt. In dieser Situation kam es zur Reaktivierung der Hepatitis B bzw. eventuell auch zu einer Neuinfektion. Interessanterweise hatte dieser Patient aber bereits 20 Jahre zuvor eine Hepatitis-B-Virusinfektion ausgeheilt und auch anti-HBs-Antikörper ausgebildet. Diese schützen normalerweise vor einer Reinfektion oder Reaktivierung der Hepatitis B. Durch den schweren Immundefekt als Folge der schlecht kontrollierten HIV-Infektion kam es aber zum Rückgang der Antikörperspiegel und damit zum Verlust der protektiven Immunität. Deshalb kam es bei ihm in dieser Situation zu einer akuten Reaktivierung der Hepa-

Tab. 1.1 Interferon bei HIV/HBV-koinfizierten Patienten

	Punkte	αIFN	Therapiedauer in Monaten	CD4	HBV-DNA < 6 log	HBeAg Clearance
McDonald 87	14	2,5–10	6	–	–	0
Marcellin 93	10	3–5	4–6	20–858	2	2
Wong 95	12	10	6	kein AIDS	1	1
Zylberberg 96	25	6	6	480±234	9	2
Di Martino 02	26	5	6	331±207	7	3
Gesamt	87				19 (26%)	8 (9%)

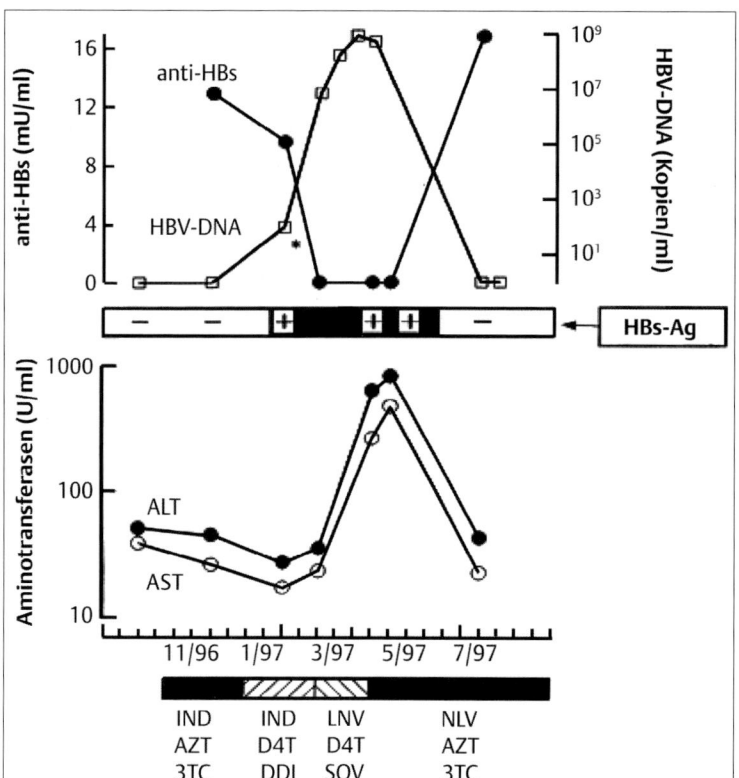

Abb. 1.1 Beispiel eines Patienten mit schwieriger HIV-Resistenzlage mit Versagen der antiretroviralen Therapie.

titis B. Aus dieser und ähnlichen anderen Beobachtungen (Wit et al. 2002) lässt sich deshalb die Empfehlung ableiten, dass bei Patienten mit fortgeschrittenem Immundefekt und chronischer Hepatitis B unbedingt ein auch gegen Hepatitis B wirksames Medikament beibehalten werden sollte.

Bei der Hepatitis-C- und HIV-Koinfektion sind die Interaktionen zwischen Hepatitis-C-Virus (HCV) und HIV nur wenig verstanden. HIV selbst übt möglicherweise einen direkten zytopathischen Effekt auch auf Leberzellen aus (Ghany et al. 1996). Obwohl sich die Eintrittswege zur intrazellulären Aufnahme für beide Viren deutlich unterscheiden, gibt es doch eine Reihe von Rezeptoren wie z. B. DC-SIGN und DC-SIGNR, an die beide Viren binden und die die molekulare Basis für direkte Interaktionen zwischen beiden Viren sein können. Zum Beispiel potenzieren sich die Hüllproteine beider Viren, hinsichtlich der Induktion von Zelltod der HCV-infizierten Hepatozyten, vermutlich über einen „innocent bystander"-Mechanismus (Munshi et al. 2003). Eine weitere interessante Interaktion beider Viren mit dem Immunsystem ergibt sich durch die Tatsache, dass bei beiden Viren T-Zellepitope existieren, die nicht nur über konventionelle HLA-A-Moleküle und T-Zellrezeptoren von zytotoxischen T-Zellen erkannt werden, sondern gleichzeitig auch über so genannte natürliche Killerzellrezeptoren auf die Aktivität zytotoxischer T-Zellen einwirken können (Nattermann et al. 2005, Nattermann et al. 2005a). Nach den bisherigen Erkenntnissen führt diese neue Art der Immunerkennung zu einer Inaktivierung natürlicher Killerzellen und zytotoxischer T-Zellen, die normalerweise zur Virusabwehr benötigt werden. Zusätzlich konnte bei HIV/HCV doppelinfizierten Patienten beobachtet werden, dass die zytotoxischen T-Lymphozyten einen reduzierten Gehalt an Perforin aufweisen, dem wichtigsten Mediator ihrer zytotoxischen Aktivität (Harcourt et al. 2005). Darüber hinaus scheint die HIV-Infektion auch die Infektion extrahepatischer Zellen zu erleichtern (Laskus et al. 2004). Obwohl insgesamt alle diese Mechanismen bei HIV-positiven Patienten zu erhöhtem Blutspiegel an HCV beitragen und auch eine Leberschädigung schon im Stadium der immunkompensierten HIV-Infektion beschleunigen können, deuten die epidemiologischen Daten darauf hin, dass die beschleunigte Progression der Lebererkrankung bei HIV-koinfizierten Patienten sehr eng mit dem Verlust an CD4-Zellen korreliert ist.

Die Ausheilung einer akuten Hepatitis C erfordert eine Eliminierung der mit HCV infizierten Zellen durch virusspezifische zytotoxische CD8-positive T-Lymphozyten. Die Funktion dieser zytotoxischen Effektorzellen hängt kritisch von der ausreichenden Unterstützung durch virusspezifische CD4+-T-Helferzellen ab (Gerlach et al. 1999). Auch bei der chronischen Hepatitis C tragen diese immunologischen Mechanismen zumindest noch teilweise dazu bei, die HCV-Infektion zu kontrollieren. Diese partielle Kontrolle der Hepatitis-C-Infektion geht aber auch dann verloren, wenn die Anzahl der CD4-positiven T-Zellen unter eine kritische Schwelle fällt. Es ist deshalb eine plausible Vorstellung, dass übermäßig hohe HCV-Lasten als Folge des Immundefekts durch Verlust CD4-positiver Zellen auch zu einer speziellen Art der Gewebeschädigung führen, die sich von den histopathologischen Veränderungen bei immunkompetenten Patienten unterscheiden. Tatsächlich sind bei HIV-Koinfektion wiederholt eigenartige cholestatische Verläufe beschrieben worden, die als fibrosierende cholestatische Hepatitis bezeichnet werden (Tolan et al. 2001, Rosenberg et al. 2002). Zusätzlich modifiziert eine HIV-Koinfektion auch die Art der Zytokinantwort gegenüber Hepatitis-C-Virus-Antigenen (Woitas et al. 1999, Cribier et al. 1996). Das daraus resultierende veränderte Zytokinprofil führt möglicherweise zu einem Milieu mit mehr fibrogenen Faktoren oder zur Abnahme der Gewebekonzentration ihrer antifibrogenen Gegenspieler. In diesem Zusammenhang muss auch erwähnt werden, dass das HCV Zytokine wie z.B. RANTES (CCL5) induziert, die den Chemokinrezeptor 5 blockieren, über den HIV in die Zellen eindringt. Die Zytokine können dadurch der HIV-Infektion entgegenarbeiten (Nattermann et al. 2004).

Die Kontrolle der HCV-Infektion durch das Immunsystem auch im Falle einer chronischen Infektion eröffnet aber auch die Chance, dass die profibrogenen Prozesse bei Immundefizienz aufgehalten werden können, wenn der Patient seine Immunkompetenz wieder erlangt, wenn sich unter wirksamer antiretroviraler Therapie die Anzahl der CD4-positiven T-Zellen erholt. Obwohl es deutliche Hinweise gibt, dass eine hochaktive antiretrovirale Therapie die beschleunigte Progression der Hepatitis C hin zur Fibrose wieder abbremsen kann (Qurishi et al. 2003, Benhamou et al. 2001), scheinen die antiretroviralen Medikamente weder selbst noch durch eine durch sie bewirkte Immunrekonstitution, die zum Anstieg der CD4- und CD8-positiven T-Zellen führt, eine Abnahme der HCV-Replikation zu induzieren (Rockstroh et al. 1998). Es sind im Gegenteil von mehreren Gruppen Anstiege der HCV-RNA im Blut und teilweise schwer verlaufende, entzündliche Schübe der Hepatitis im zeitlichen Zusammenhang mit einer Immunrekonstitution nach Einleitung einer antiretroviralen Therapie beschrieben worden (Michelet et al. 1999, Vento et al. 1998). Dieses Phänomen wurde als Folge einer überschießenden Immunantwort nach Erholung des Immunsystems gedeutet, die möglicherweise zu einer massiv gesteigerten Erkennung und Zerstörung HCV-infizierter Hepatozyten führt. Jedoch gibt es bisher keine direkten Belege, dass diese Hypothese einer überaktivierten HCV-spezifischen Immunantwort tatsächlich für diese Patienten zutrifft. Die Immunrekonstitutions-Hepatitiden können unter Umständen äußerst schwer verlaufen und auch zum Tod des betroffen Patienten führen (Zylberberg et al. 1998). Deshalb ist es notwendig, auch nach Einleitung einer antiretroviralen Therapie bei HIV- und HCV-koinfizierten Patienten, die Hepatitis weiter engmaschig zu überwachen, um derartige Katastrophen frühzeitig erkennen zu können. Darüber hinaus sind auch weiterhin wissenschaftliche Anstrengungen dringlich, um die Vorgänge bei der Pathogenese dieser pathologischen Immunrekonstitutions-Prozesse auf molekularer und zellulärer Ebene besser verstehen zu können, um letztendlich die Therapie dieser speziellen Patientengruppe zu verbessern.

Literatur beim Autor

E-Mail: ulrich.spengler@ukb.uni-bonn.de

Mechanisms of Hepatic Fibrogenesis and Antifibrotic Therapy

D. Schuppan

Mechanisms of hepatic fibrogenesis

Chronic liver diseases often lead to hepatic fibrosis which can progress to excessive scarring and architectural distortion (cirrhosis). Cirrhosis causes complications of portal hypertension and progressive loss of liver function despite the use of immunosuppressive, antiviral or antiinflammatory agents.

Fibrosis results from excessive accumulation of extracellular matrix (ECM). The collagens are the most important molecular targets for antifibrotic therapies, since
1. they represent the major matrix proteins,
2. they form important scaffolds and barriers, and
3. their proteolysis by specific proteases appears to be rate-limiting for ECM removal.

The fibril-forming interstitial collagens type I and III, and the sheet-forming basement membrane collagen type IV are the most abundant ECM components in liver which are increased up to tenfold in cirrhosis (Schuppan et al. 2001). A variety of adverse stimuli such as toxins, viruses, cholestasis, or hypoxia can trigger *fibrogenesis*, i.e., the excess synthesis and deposition of ECM by mesenchymal cells, either indirectly by induction of profibrogenic cytokines/growth factors and other mediators in neighbouring cells, or by exposing the mesenchymal cells to an altered ECM environment or enhanced mechanical stress (cirrhosis) (Schuppan et al. 2001; Schuppan et al. 2003; Benyon et al. 2001). In the early phase of liver diseases fibrogenesis is counterbalanced by *fibrolysis*, i.e., the removal of excess ECM by proteolytic enzymes, the most important of which are the matrix metalloproteinases (MMPs). MMP-1, -2, -3, -8, -9, -12, -13 and -14 are expressed in human liver (Benyon et al. 2001). With repeated injury of sufficient severity, fibrogenesis prevails over fibrolysis, resulting in excess ECM deposition, i.e. progressive fibrosis. Fibrogenesis is due to upregulation of ECM synthesis, a downregulation of MMP secretion and activity, and by an increase of the physiological inhibitors of the MMPs, the tissue inhibitors of MMPs (TIMPs). Among the four known TIMPs, the universal MMP-inhibitor TIMP-1 is most important (Iredale et al. 2001). However, activation of MMPs at the wrong place and time can lead to removal of the regular, differentiation-inducing ECM, such as basement membranes, with subsequent unfavourable tissue remodelling, architectural distortion and a fibrogenic response. Examples are MMP-2 and -14 which mainly degrade basement membrane collagen and denatured collagens and which are upregulated during fibrogenesis. Most collagens, MMPs and TIMPs are produced by myofibroblastic cells (MF) which either derive from activated hepatic stellate cells (HSC) or from activated (portal and perivascular) fibroblasts (Knittel et al. 1999, Friedman 2000). Activated Kupffer cells, proliferating bile ductular epithelia, but also endothelia, other mononuclear cells and myofibroblasts themselves are sources of fibrogenic cytokines and growth factors that can stimulate HSC and perivascular fibroblasts to become MF, or that recruit inflammatory cells themselves (Fig. 1.2). The most prominent profibrogenic cytokine is transforming growth factor β (TGF2 from proliferating bile duct epithelia and TGFβ1 from the other cells) which is released from almost any cell during inflammation, tissue regeneration and fibrogenesis. Apart from immunosuppressive and, in most cell types, antiproliferative effects TGFβ1 or TGFβ2 strongly upregulate production and deposition of the major ECM molecules (Friedman et al. 2000, Bissell et al. 2001, Gressner et al. 2002). Therefore, TGFβ as well as activated HSC and MF are the prime targets for antifibrotic therapies.

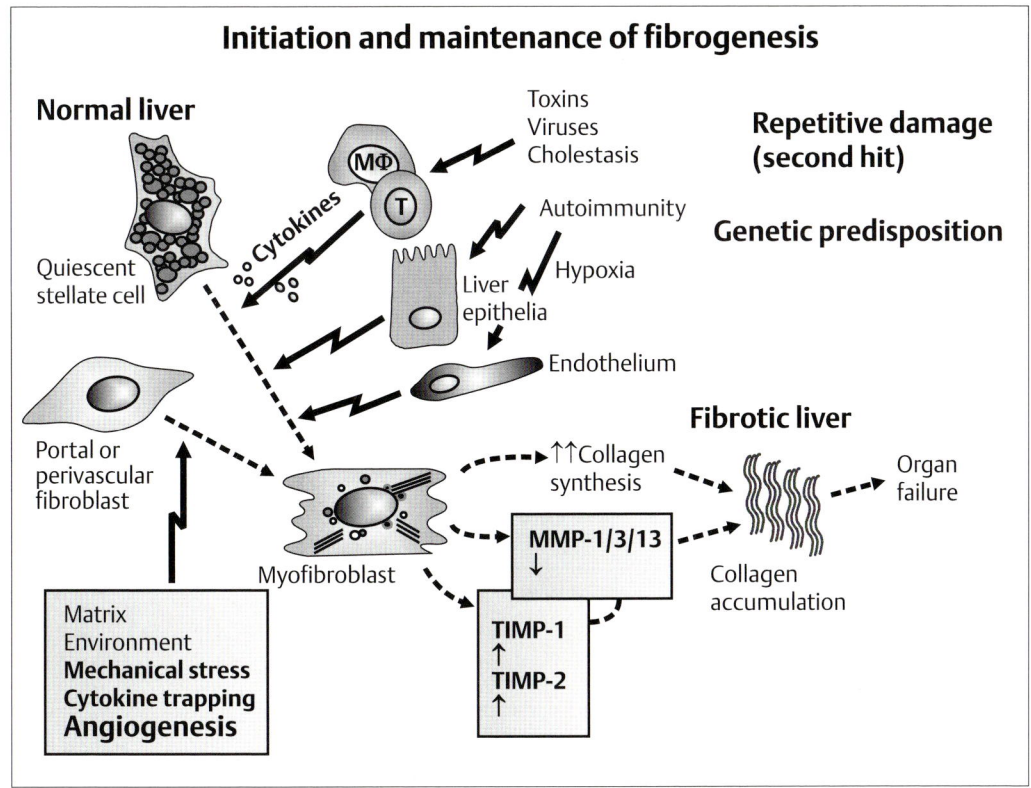

Fig. 1.2 Initiation and maintenance of fibrogenesis. With continuous injury, primarily to hepatocytes or bile duct epithelia, and/or mechanical stress the normally quiescent hepatic stellate cells and portal/perivenular fibroblasts undergo activation and transdifferentiation to myofibroblasts. These myofibroblasts produce excessive amounts of collagens, downregulate certain matrix metalloproteinases (MMPs) and show an enhanced expression of the physiological inhibitors of the MMPs (TIMP-1 and -2). TIMP-1 can also promote myofibroblast proliferation and inhibit their apoptosis.

The unique role of HCV in fibrosis progression

Different from hepatitis B virus, HCV itself and independent of the host's immune response, appears to contribute to fibrosis progression. This is supported by the multitudes of interactions of HCV proteins with cellular proteins, leading e.g. to enhanced oxidative stress or apoptosis (Schuppan et al. 2003). In addition, enhanced viral replication correlates with faster progression in patients with underlying alcoholic liver disease (Ostapowicz et al. 1998, Zhang et al. 2003, Khan et al. 2000), HIV coinfection (Tedeschi et al. 2003) or after liver transplantation (Neumann et al. 2004, Sreekumar et al. 2000, Berenguer et al. 2000, Costes et al. 1999). A direct role of HCV-infected hepatocytes in fibrosis progression has recently been demonstrated for HCV-replicating hepatocytic cells (replicons). Compared to control cells without HCV these replicons drive hepatic stellate cell activation by release of profibrogenic factors, especially TGFβ1 (Schulze-Krebs et al. 2005).

Contribution of a second hit to HCV disease progression

Severity and progression of fibrosis in chronic liver diseases is not only caused by repetitive exposure to a single detrimental external or internal factor, but by additional events that exacerbate the condition. This has been shown for the combination of hemochromatosis with alcohol consumption or with chronic viral hepatitis (Britto et al. 2002, Fletcher et al. 2002, Piperno et al.

1992), of alcoholic liver disease with chronic viral hepatitis (Monto et al. 2002), and for the contribution by non-alcoholic steatohepatitis, a disorder related to the metabolic syndrome (Tilg et al. 2000, Falck-Ytter et al. 2001, Wiese et al. 2000). Thus even the consumption of as little as 10 g of alcohol per day was associated with a significant effect on histological fibrosis progression in HCV patients (Monto et al. 2002). In contrast, the natural course of two large cohorts of young women from Ireland and Germany who were infected during Rhesus immunoprophylaxis more than 20 years ago, has been uneventful, with less than 2–5% developing cirrhosis and an estimated mean progression to cirrhosis in more than 60 years (Falck-Ytter et al. 2001, Wiese et al. 2000). Similarly, among asymptomatic HCV-infected blood donors, none developed cirrhosis 19–24 years after exposure (Barrett et al. 2001, Alter et al. 2000).

The fibrogenic immune response in HCV-HIV coinfection

Immune-mediated damage is linked to hepatic inflammation, but the character of the immune response determines fibrosis progression. Contrary to general thinking, fibrosis appears not to be the logical consequence of significant macroscopic inflammation as reflected by the mononuclear infiltrate, but rather by the characteristics of the mononuclear infiltrate and the associated intrinsic or extrinsic immunosuppression. Thus adoptive transfer of CD8+ but not of CD4+ T cells derived from mice with carbon tetrachloride-induced liver injury into nude mice induced hepatic fibrogenesis (Safadi et al. 2004). It is likely that cytokines and growth factors released by inflammatory cells play a decisive role if inflammation will lead to organ fibrosis or not. They can be subdivided into a fibrogenic, antifibrogenic and neutral group. The latter has by definition no effect on the fibrogenic effector cells, i.e. activated hepatic stellate cells and myofibroblasts. As a rule of thumb certain Th1 cytokines, i.e., those that stimulate cellular immune responses rather trigger matrix dissolution, i.e., fibrolysis, whereas Th2 cytokines, which stimulate the humoral immune response and can suppress Th1 T cells, promote fibrogenesis. Examples are the interferons (Th1) as potential antifibrotic cytokines (Mallat et al. 1995, Shiffman et al. 1999), and transforming growth factor β1 (TGF-β 1) (Friedman 2000, Bissell et al. 2001, Gressner et al. 2002), interleukin-4 (IL-4) and potentially IL-10 as profibrogenic cytokines (Schuppan et al. 2000, Graham et al. 2004). Evidence comes from patients coinfected with both HIV (Th2) and HCV (Th1 in acute, Th2 in chronic infection) who progress more quickly to cirrhosis than patients infected with HCV alone (Di Martino et al. 2001, Serfaty et al. 2001, Martin-Carbonero et al. 2004), with a low CD4+ T cell count as (independent) risk factor (Graham et al. 2004, Di Martino et al. 2001, Serfaty et al. 2001, Martin-Carbonero et al. 2004). Equally, accelerated fibrosis progression is found in HCV patients coinfected with Schistosoma mansoni which triggers a Th2 cytokine profile (Kamal et al. 2001) and which as HCV-HIV coinfection is associated with low numbers of intrahepatic HCV-specific CD4+ T cells (Kamal et al. 2004) (Fig. 1.**3**). Enhanced progression is particularly evident in patients transplanted for HCV-end stage liver disease. The donor livers of these patients do usually get reinfected within days to weeks after transplant which is associated with progression to Metavir stage 3 and 4 (cirrhosis) liver fibrosis in up to 22% of patients (Neumann et al. 2004). Apart from the number of steroid pulses due to acute rejection and donor age, factors predictive of rapid progression are the usually highly elevated HCV titers in the immunosuppressed liver recipients (Neumann et al. 2004, Sreekumar et al. 2000, Berenguer et al. 2000, Costes et al. 1999), a (pharmacologically) dampened but Th2-weighted immune response to HCV, and a decreased number of HCV quasispecies (Lyra et al. 2002).

Reversibility of hepatic fibrosis

Animal experimental studies clearly showed that liver fibrosis and even incipient cirrhosis are reversible once, e.g., biliary obstruction is relieved by biliary drainage via a Roux-en-Y anastomosis or a hepatotoxin is removed (Issa et al. 2001, Issa et al. 2003). Even in man reversibility of liver fibrosis has increasingly been recognized in patients with reconstitution of intestinal continuity after jejunoileal bypass for morbid obesity (Soyer et al. 1976), relief of biliary obstruction (Hammel et al. 2001), treated autoimmune hepatitis (Dufour et al. 1997), and hepatitis B or C after successful treatment with lamivudine and interferon (with and without ribavirin), resp. (Dienstag et al. 2003, Shiffman et al. 1999, Poynard et al. 2002). Since these findings derive from retrospective (though in case of viral hepatitis large)

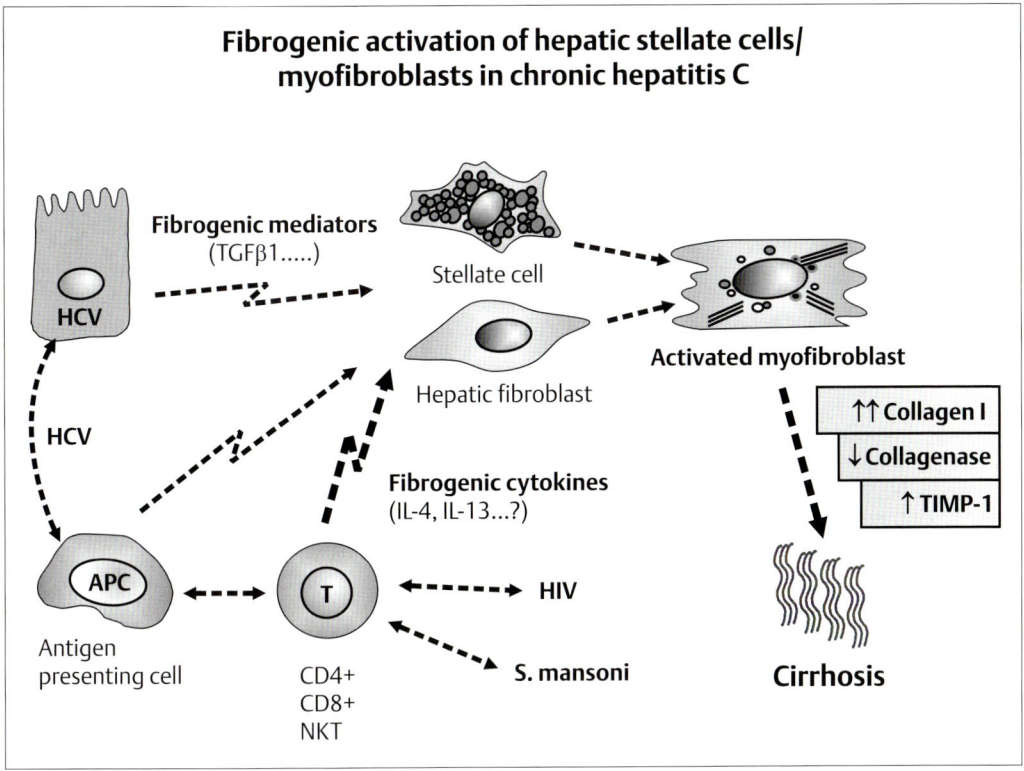

Fig. 1.3 HCV-induced fibrogenesis. HCV-infected hepatocytes can release profibrogenic cytokines, mainly TGFβ1, in vitro. Perhaps even more important, modulation of the immune response towards HCV by e.g. coinfection with HIV or S. mansoni can induce a profibrogenic T cell response, characterized by release of profibrogenic cytokines such as TGFβ1, IL-4 and IL-13 from activated T cells.

studies, they are prone to criticism due to the potential of bioptical sampling error. This sampling error amounts to more than 30% of false allocations of fibrosis stage (≥1 stage on the Metavir scale which ranges from 0–4) (Poniachik et al. 1996, Regev et al. 2002, Bedossa et al. 2003), even in biopsies of sufficient size (> 15 cm length, ≥8 portal tracts).

Genetic predisposition for hepatic fibrosis

Antifibrotic treatment should be offered to patients with no reasonable option for causative therapy or with advanced fibrosis and a high risk of progression due to comorbidities. In addition, it would be indicated for cirrhotic patients with the hope of speeding-up reversion to a noncirrhotic state. For optimal patient selection the generation of a genetic and environmental profile that establishes the risk of an individual to progress to cirrhosis is useful. Towards this aim a growing list of functional genetic polymorphisms that increase the risk of fibrosis progression is being discovered. These include genes encoding cytokines/chemokines and their receptors (Powell et al. 2000, Bahr et al. 2003, Muhlbauer et al. 2003, Hellier et al. 2003), molecules involved in fibrogenesis or fibrolysis (Satsangi et al. 2001), coagulation (Wright et al. 2003), antigen presentation (Yoshizawa et al. 2003), iron uptake (Erhardt et al. 2003) and oxidative and antioxidative metabolism (Silvestri et al. 2003), as well as the polygenetic metabolic syndrome/NASH (Table 1.2). These polymorphisms need thorough verification in different populations and disease entities and will have to be combined with established (environmental) risk factors like continued alcohol consumption, overweight or advanced age.

Table 1.2 Genetic predisposition for hepatic fibrosis

- Gender (protection by high dose estrogens)
- Pro-/antioxidative enzyme polymorphisms (MnSOD, GSTP1, CYP2D6), e.g., in haemochromatosis
- Immune system (profibrogenic Th2 vs. Th1 response, CD8+ T cells, DQB1*0503)
- Functional single nucleotide-polymorphisms (IL-1β, IF-γ, MCP-1, TNF-α, Factor V Leiden, MMP-3, TGFβ1)
- Genetically determined comorbidities: HFE mutations, metabolic syndrome (NASH) ...
- Regulation of regeneration and apoptosis

Antifibrotic drug development

A major obstacle to antifibrotic drug development is the slow evolution of significant fibrosis which takes years or even decades in most patients. In addition, short-term (> 2 years) studies using sequential biopsies and low numbers of patients (< 200) do not have the power to detect antifibrotic drug effects. This is mainly due to the limited reliability of liver biopsy which by representing only 1/20 000 – 1/50 000 of the liver is subject to sampling error (Poniachik et al. 1996, Regev et al. 2002, Bedossa et al. 2003). Consequently, prospective studies in patients have to be large and long, which precludes the testing of the wide spectrum of potential antifibrotic agents and poses a big risk and obstacle even for big pharmaceutical companies.

First proof of antifibrotic potential usually comes from cell culture studies that show inhibition of proliferation, induction of apoptosis and/or downregulation of collagen production in the key fibrogenic liver cells, i.e. activated HSC/MF. This has to be followed by suitable animal models of hepatic fibrosis to show the antifibrotic effect *in vivo* in the absence of general toxicity. *In vivo* proof is mandatory, when other mechanisms, e.g., interference with profibrogenic cytokine release by inflammatory or parenchymal cells, are likely. Rat or mouse models are preferable, since significant fibrosis can be produced within 3 – 12 weeks and, most importantly, total liver collagen, the gold standard for the degree of fibrosis, can be determined easily in representative tissue samples using biochemical methods. However, the *in vivo* models must include a sizable number of animals per treatment group (n = 10 – 20) and should be devoid of major hepatocyte necrosis. This is important, since drugs with anti-inflammatory, anti-necrotic or radical scavenging properties can prevent necrosis and collapse as hepatoprotectants, as occurs in the models induced by carbon tetrachloride, dimethylnitrosamine or galactosamine, but are not truly antifibrotic. Thus fibrosis should evolve chronically and reproducibly, with only little inflammation and necrosis, as in biliary cirrhosis due to bile duct occlusion or due to deletion of the MDR2-gene, or in mixed portal/perisinusoidal/pericentral fibrosis reversion after treatment with tetrachloride or thioacetamide, in order to detect a 'true' antifibrotic drug effect. Many reports on so-called antifibrotic agents do not fulfill the above-mentioned criteria. The following examples will refer mainly to those studies that provide sufficient *in vivo* evidence for an antifibrotic drug effect. Importantly, on the long term a decrease of fibrosis should be followed by improvement of portal hypertension and liver function.

Pharmacological strategies to inhibit hepatic fibrosis

Antifibrogenic cytokines

Retrospective analyses and one small prospective study in patients with chronic hepatitis C suggest that interferon (IF)-α therapy can prevent fibrosis progression, even in nonresponders to antiviral therapy (Dienstag et al. 2003, Shiffman et al. 1999). In contrast, a large clinical study with IF-γ (AEGIS) which has a more potent antifibrotic effect on cultured HSC/MF in vitro than IF-α was disappointing. The effect of IF-α is dependent on the dose and most pronounced in sustained responders, minor in relapsers and almost absent in nonresponders. Similar effects have been reported for antiviral treatment in patients with chronic hepatitis B with lamivudine (and recently adefovir) (Dienstag et al. 2003). The final results of the large ongoing studies using IF-α vs. placebo or colchicine, or IF-α w/wt silymarin for 2 – 4 years in patients with advanced hepatitis C nonresponding to antiviral therapy (HALT-C, EPIC-3, COPILOT, PROFI-C) are pending. However, it remains to be shown if IF-α is useful in nonviral liver diseases such as biliary fibrosis and if its antifibrotic efficacy outweighs its high cost, parenteral application and pronounced side effects.

Antagonizing profibrogenic cytokines

TGF-β 1 is considered the most potent fibrogenic cytokine and its inhibition therefore is attractive (Schuppan et al. 2003, Knittel et al. 1999, Friedman 2000, Bissell et al. 2001, Gressner et al. 2002). Soluble TGF-β1 decoy receptors (binding the cytokine but not mediating signal transduction) or adenoviral constructs that block molecules involved in TGF-β1 signalling have been developed that show some antifibrotic efficacy *in vitro* and *in vivo* (Qi et al. 1999, George et al. 1999, Yata et al. 2002, Dooley et al. 2003). It appears that an approach targeting activated HSC and MF is necessary, since TGF-β receptors are expressed on most cell types and systemic inhibition that reaches sufficient levels to completely block hepatic fibrogenesis may trigger autoimmune diseases and cellular dedifferentiation.

A specific therapy for biliary fibrosis is possible by inhibiting activation of TGF-β1 and TGF-β2. Their inactive precursors (latent TGF-β1 and TGF-β2) are highly expressed by certain proliferating epithelial cells (Milani et al. 1991). Here an epithelial integrin receptor, integrin αvβ 6, is necessary for proteolytic activation of latent TGF-β and mice lacking this integrin show resistance to induction of pulmonary fibrosis due to its deficiency on alveolar epithelial cells (Munger et al. 1999, Morris et al. 2003). Activation and proliferation of bile duct epithelial cells is a regular finding in biliary fibrosis, and αvβ6 integrin expression is upregulated 200-fold in rat secondary biliary fibrosis (Patsenker et al. unpublished data). Our preliminary data also indicate that an orally available integrin αvβ6 antagonist effectively blocks periportal collagen deposition in rat secondary biliary fibrosis.

Stimulating fibrolysis

Most agents predominantly suppress profibrogenic activity. Therefore, introducing drugs that stimulate fibrolysis should have additive or overadditive effects. *Halofuginone* is an oral semisynthetic alkaloid derived from the antimalarial plant Dichroa febrifuga that via nuclear factor kappa B and p38 kinase stimulated expression of the putatively fibrolytic MMP-1, -3 and -13, while it suppressed the supposedly profibrogenic MMP-2 in HSC in vitro (Popov et al. in press). In vivo Halofuginone led to a similar pattern of MMP activation and lowered hepatic collagen content in a fibrosis reversion model *after* induction of hepatic fibrosis by thioacetamide (Popov et al. in press, Bruck et al. 2001). A more invasive and potentially hazardous approach was demonstrated recently using adenoviral gene transfer of MMP-1 and MMP-8 (which solubilize fibrillar collagens I and III) to the fibrotic liver with consequent amelioration of fibrosis (Iimuro et al. 2003, Siller-Lopez et al. 2004).

Other antifibrotic agents

Plant-derived drugs

Plants contain powerful antioxidants such as polyphenols and flavonoids). Intracellular oxidative stress may be a relevant contributor to fibrogenesis, since hydrogen peroxide has been shown to activate transcription of procollagen I (via the transcription factor EBP/c) and of profibrogenic TGF-β1 (De Bleser et al. 1999, Garcia-Trevijano et al. 1999), providing a rationale for the use of hepatotropic antioxidants as (adjunctive) antifibrotic agents. *Silymarin* from the milk thistle contains three prominent flavonoids, with silibinin representing up to 60% of the dried extract. Silibinin stimulates hepatocyte RNA synthesis, acts as a radical-scavenger, and suppresses HSC/MF proliferation and collagen synthesis *in vitro*. In vivo it reduced hepatic collagen accumulation in rat biliary fibrosis secondary to bile duct occlusion, a model which leads to a 10–12-fold increased hepatic collagen accumulation after 6 weeks, by 30–40%, even when treatment was started in an advanced stage of fibrosis (Jia et al. 2001). The major alkaloid baicalein from the traditional Chinese/Japanese plant extract *Sho-saiko-to* that displays a structure similar to silibinin has radical-scavenging and antifibrotic properties in activated HSC *in vitro* and in porcine serum-induced fibrosis *in vivo* (Shimizu et al. 1999).

Modulators of fibrogenic signal transduction

In vitro the phosphodiesterase inhibitor and cytokine antagonist pentoxifylline is a strong suppressor of fibroblast proliferation and collagen production (Duncan MR et al. 1995). However, in rat biliary fibrosis, it reduced hepatic collagen accumulation by only 20%. While pentoxifylline induced a hitherto unmatched 8-fold downregula-

Table 1.3 Antifibrotic agents

- Cytokines/Cytokine antagonists: Interferon-α/β/γ, TGFβ-antagonists
- Phosphodiesterase-inhibitors: Pentoxifylline, Phosphodiesterase-3/4-antagonists (Rolipram)
- Antioxidants: Silymarin, Baicalein
- MMP-inducers: Halofuginone
- Prostanoids: Prostaglandin E2
- Farnesoid X receptor agonists: 6-ethyl chenodeoxycholic acid
- Vasoactive modulators: Endothelin A receptor antagonists (LU135252), Angiotensin system inhibitors (Captopril, Enalapril, Pirindopril; Losartan, Irbesartan), NO-donors (Pyrro-NO)
- HMG-CoA-reductase inhibitors: Statins
- Diuretics: Spironolactone, Cariporide
- Immunosuppressants: Mycophenolate mofetil, Rapamycin
- Histone deacetylase inhibitors: Trichostatin A, MS-275-Schering
- PPAR-γ agonists (Thiazolidindiones): Pioglitazone, Rosiglitazone, Troglitazone
- Farnesoid receptor (FXR) agonists: 6-ethyl-chenodeoxycholic acid, GW4064, plant steroids (guggulsterone)
- Angiogenesis inhibitors: α-VEGF-receptor 2 (PTK 787-Schering), α-αvβ3 (EMD409915-Merck)
- Specific integrin antagonists (inhibition of TGF-β activation): α-αvβ6 (EMD409849-Merck)

tion of hepatic procollagen I mRNA, which is almost exclusively expressed by activated HSC and MF, this suppression was counterbalanced by a twofold increase of hepatic TIMP-1 mRNA. This demonstrates the limitation of isolated cell studies, since the drug apparently stimulates TIMP-1 expression in bile duct epithelia and (Raetsch et al. 2002) better targeting of pentoxifylline to HSC and MF may prevent upregulation of the profibrogenic TIMP-1 without compromising the downregulatory effect on procollagen I expression.

The peroxisome proliferator activated receptor (PPAR-) γ agonists *pioglitzone* or *rosiglitazone* reduced collagen accumulation in rat models of toxin-induced and biliary fibrosis (Galli et al. 2002). In vitro the glitazones inhibited fibronectin and procollagen I in HSC/MF synthesis induced by TGF-β1. Glitazones which are suggested as drugs of choice for restoration of insulin sensitivity in non-alcoholic steatohepatitis are therefore an important adjunct to the arsenal of potential antifibrotics.

Recent data suggest that certain (synthetic) bile acids that are *ligands of the nuclear farnesoid X receptor (FXR)* potently inhibit rat biliary fibrosis in biliary fibrosis (Fiorucci et al. 2004). Interestingly, FXR signaling intersects with that of PPAR-γ. It remains to be shown to what extent the FXR-ligands also block lobular fibrosis.

Antagonists of vasoactive mediators

The endothelin A receptor (ET_AR) mediates HSC/MF contraction, proliferation and possibly also collagen synthesis, whereas the ET_BR induces MF relaxation and inhibition of proliferation. In rat biliary fibrosis the oral ET_AR antagonist LU135252 reduced hepatic collagen accumulation by up to 60% when given over the 6 weeks of fibrosis induction and still reduced fibrosis by 30% when treatment was begun after week 3, a time point with an already 4-fold increased liver collagen (Cho JJ et al. 2000). Angiotensin 1 receptor antagonists or angiotensin converting enzyme inhibitors can retard liver fibrosis in suitable rat models (Bataller et al. 2003, Jonsson et al. 2001, Paizis et al. 2001). However, since the doses applied were up to 100-fold above the doses given for human hypertension, they may rather qualify for combination therapies (see below).

Other drugs that show an antifibrotic potential in vitro

There is an increasing number of drugs, part of them already in clinical use for other indications, that either block proliferation and migration or induce apoptosis of HSC/MF, while other agents downregulate matrix production. Examples are the immunosuppressants rapamycin and mycophenolate mofetil (Morath et al. 2003, Zhu et al.

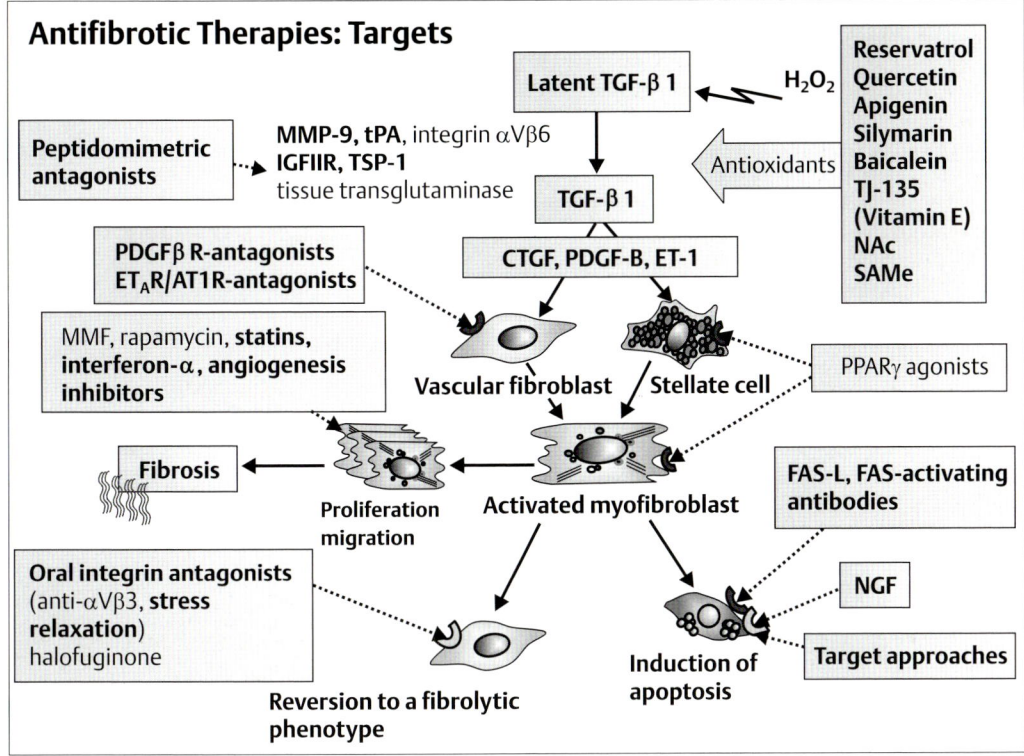

Fig. 1.4 Realistic antifibrotic approaches and candidates for combination therapy. AT, angiotensin; CTGF, connective tissue growth factors; ET-1, endothelin-1; ET$_A$, endothelin A receptor; IGFIIR, insulin like growth factor receptor II; MMF, mycopienolate mofetil; NGFR, nerve growth factor receptor; tPA, tissue Plasminogen activator; PPAR-γ, peroxisome proliferator receptor-γ; TSP-1, thrombospondin-1.

1999), statins (Rombouts et al. 2003), or angiogenesis inhibitors (Table 1.3). The antifibrotic effect of these drugs has to be proven in suitable experimental models of hepatic fibrosis.

Targeted antifibrotic therapies

Specific low molecular weight antagonists can block activation-dependent receptors on HSC/MF. In addition, by coupling these antagonists to a drug carrier allows for a highly specific targeting of the activated fibrogenic cells in the liver. This has been shown both *in vitro* and *in vivo* with cyclic octapeptides recognizing the receptors for PDGF-BB and collagen VI (Beljaars et al. 2003; Beljaars et al. 2000). After i.v. injection more than 40% of these octapeptides coupled to human albumin were found on activated HSC/MF of fibrotic rat livers, and *in vitro* data demonstrated efficient internalization.

Combination therapy for hepatic fibrosis

It appears that none of the single agents will effectively halt or even reverse liver fibrosis in man when given in non-toxic concentrations. As in cancer therapy combination of several drugs that show different actions by either blocking fibrogenesis, stimulating fibrolysis, by inducing myofibroblast apoptosis, or reversion to a fibrolytic phenotype, is most promising (Fig. 1.4). This will allow to use lower, non-toxic amounts of single agents for a treatment that will have to be given for years or even life-long. Combinations of some of these agents are currently being tested in suitable *in vivo* rat fibrosis models.

Combining antifibrotics with hepatocyte transplantation or stem cell therapy

In order to achieve quick restitution of the functional parenchymal mass in concert with reversal of cirrhosis, the combination of antifibrotic therapy with stimulation of hepatocyte renewal, either with growth factors or by stem cell replacement is attractive (Kobayashi et al. 2000, Malhi et al. 2002, Matsuno et al. 2003, Vassilopoulos et al. 2003, Willenbring et al. 2004, Faust 2004, Nowak et al. 2005). Although in its infancy, this strategy may become reality in desperate patients who are not eligible for liver transplantation, especially in a time of donor organ shortage. However, extensive preclinical testing has to make sure that growth stimulation for hepatocytes in a scenario of matrix removal does not increase the risk of hepatic malignancy.

Literatur beim Autor

E-Mail: dschuppa@bidmc.harvard.edu

Einfluss der hochaktiven antiretroviralen Therapie (HAART) auf den Verlauf der Hepatitis-Koinfektion

J. K. Rockstroh

Einleitung

Wenngleich es unbestritten ist, dass die Hepatitis C bei gleichzeitiger HIV-Doppelinfektion einen rascheren Verlauf nimmt und mit einer signifikanten lebererkrankungsassoziierten Morbidität und Mortalität über Zeit vergesellschaftet ist, stellt sich dennoch die Frage, ob mit Rekonstitution des Immunsystems unter einer erfolgreichen hochaktiven antiretroviralen Therapie (HAART) sich nicht mindestens teilweise die raschere Progression der Lebererkrankung aufhalten lässt. Interessanterweise weisen die meisten Arbeiten auf einen Zusammenhang zwischen raschem Verlauf der Lebererkrankung und ausgeprägter Immundefizienz hin. Gerade aber die Immundefizienz lässt sich nun mit HIV-Therapien erfolgreich verhindern. Unklar bleibt jedoch, ob die Hepatotoxizität der verschiedenen für die HIV-Therapie zur Verfügung stehenden Klassen nicht doch auch wieder für einen schnelleren Verlauf der Hepatitis-C-Erkrankung verantwortlich ist. In dem nachfolgenden Kapitel soll auf die verschiedenen Aspekte und Einflussnahmen der hochaktiven antiretroviralen Therapie auf den Verlauf der Hepatitis-Koinfektion eingegangen werden.

Natürlicher Verlauf der Hepatitis C bei HIV-Koinfektion

HIV/HCV-doppeltinfizierte Patienten weisen einen rascheren Verlauf ihrer Lebererkrankung auf als HCV-monoinfizierte Patienten. Dies wird insbesondere bei histologischen Untersuchungen deutlich, anhand derer eine höhere und rascher sich ausbildende Leberzirrhoserate bei HIV/HCV-koinfizierten versus Hepatitis-C-monoinfizierten Patienten aufgezeigt werden konnte (Soto et al. 1997). In der Tat entwickeln 10–15 Jahre nach initialer HCV-Infektion 15–25% aller HIV-koinfizierten Patienten eine Leberzirrhose verglichen mit 2–6% der HCV-positiven, aber HIV-negativen Patienten. Innerhalb einer vor kurzem veröffentlichten europäischen Kooperationsstudie zum Ausmaß der Leberfibrose bei HIV/HCV-koinfizierten Patienten wurden Leberbiopsien von 914 HIV-Patienten mit chronischer Hepatitis C und erhöhten Leberwerten ausgewertet (Martin-Carbonero et al. 2004).

Die in dieser Untersuchung ausgewerteten Leberbiopsien stammen aus einer Biopsieperiode zwischen 1992 und 2002. 75% der Patienten waren männlich, 83% ehemalige i.v. Drogenkonsumenten, das mediane Alter lag bei 37 Jahren. Die mittlere Dauer der Hepatitis-C-Infektion betrug 16 Jahre. Die mediane CD4-Zellzahl der untersuchten Patienten betrug 480/µl, insgesamt befanden sich 70% der Patienten unter einer laufenden antiretroviralen Behandlung. Die HCV-Genotypen verteilten sich wie folgt: Genotyp 1 (36%), 2 (25%), 3 (36%) und 4 (9%). Die Verteilung der Fibrosestadien ist in der Tab. 1.4 wiedergegeben.

Als Prädiktoren für eine fortgeschrittene Leberfibrose (METAVIR Stadium F3 oder F4) konnten in einer multivariaten Analyse das Alter > 35 Jahre (Odds Ratio 2,95; 95% KI 2,08–4,18), Alkoholgebrauch von > 50 g/Tag (Odds Ratio 1,61; 95% KI 1,1–2,35) und eine CD4-Zellzahl < 500 Zellen/µl (Odds Ratio 1,43; 95% KI 1,03–1,98) ermittelt werden. Insgesamt wiesen 46% der Patienten, die älter als 40 Jahre waren, eine schwere Leberfibrose auf, verglichen mit 15% der Patienten, die jünger als 30 Jahre alt waren. Interessanterweise ergab sich kein Zusammenhang zwischen dem Gebrauch der antiretroviralen Therapie und dem

Tab. 1.4 METAVIR-Leberfibrosestadium bei 914 HIV/HCV-koinfizierten Patienten

Fibrosestadium nach METAVIR	F0	F1	F2	F3	F4
Gesamtanteil	10%	33%	22%	22%	13%

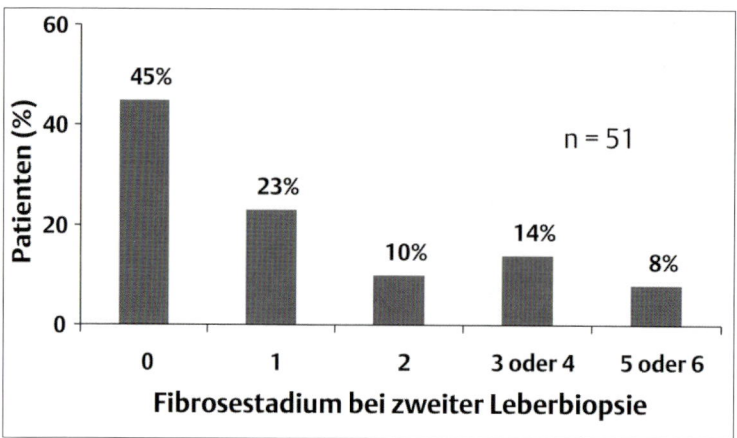

Abb. 1.5 Verteilung der Fibrosestadien nach dem Ishak-Score in einer zweiten Leberbiopsie bei Patienten mit keiner oder F1-Fibrose bei erster Biopsie.

Schweregrad der Leberfibrose. Die Daten legen nahe, dass es insbesondere mit steigendem Lebensalter zu einem erheblichen Anteil von fortgeschrittener Leberfibrose bei HIV/HCV-koinfizierten Patienten kommen wird. Sie bilden somit die Grundlage für die Dringlichkeit der Therapieindikation in dieser besonderen Patientenpopulation.

Mittlerweile liegen auch erste Daten zu wiederholten Leberbiopsien bei HIV/HCV-koinfizierten Patienten vor. Interessanterweise zeigte sich in Zweitbiopsien bei Patienten, die bei der Erstbiopsie keine oder nur eine sehr geringe Fibrose in der Untersuchung aufwiesen, ein Fortschreiten um mehr als zwei Fibrosestadien bei 28 % der Patienten (die mediane Zeit zwischen den Rebiopsien lag bei 2,84 Jahren; KI 2,05 – 3,41) (Sulkowski et al. 2005). Die Abb. 1.5 zeigt die entsprechende Verteilung der Fibrosestadien nach dem Ishak-Score bei zweiter Leberbiopsie unter den teilnehmenden Patienten mit keiner oder F1-Fibrose bei erster Biopsie.

Prognose der Hepatitis C bei koinfizierten Patienten

Als Folge der beschleunigten Fibroseprogression bei HIV/HCV-koinfizierten Patienten ergibt sich folgerichtig der Schluss, dass es über die Zeit zu einer Zunahme an lebererkrankungsassoziierter Morbidität und Mortalität kommen muss. Dies muss vor allen Dingen vor dem Hintergrund der seit 1995 bestehenden Behandelbarkeit der HIV-Infektion mit HAART gesehen werden. In der Tat weist eine Auswertung der Daten der Krankenhauszugänge am Johns-Hopkins-Krankenhaus von 1995 – 2000 innerhalb der HIV-infizierten Patienten eine Abnahme der Hospitalisierungsraten, im Wesentlichen als Folge der verminderten AIDS-Erkrankungsrate, aber gleichzeitig eine fünffache Erhöhung für Zugänge aufgrund von Komplikationen im Rahmen einer fortgeschrittenen Lebererkrankung bei HCV-positiven Patienten auf (Gebo et al. 2003).

Ähnliche Daten kommen aus Frankreich, wo alle Todesursachen in einer Kohorte bei mehr als 25 000 HIV-Patienten seit 1995 bestimmt wurden (Rosenthal et al. 2003). Von 265 Todesfällen, die im Jahr 2001 beobachtet wurden, ereigneten sich 49 % aufgrund eines AIDS-definierenden Ereignisses und 14,3 % aufgrund einer fortgeschrittenen Lebererkrankung. Hierbei basieren über 95 % auf den Folgen einer fortgeschrittenen Hepatitis C. Im Jahr 2001 waren die Todesfälle, die durch eine fortgeschrittene Lebererkrankung hervorgerufen wurden (14,3 %) signifikant häufiger als 1995 (1,5 %) oder 1997 (6,6 %). Interessanterweise konnte aber in einer weiteren Nachbeobachtung dieser Untersuchung dahingehend eine Trendwende beobachtet werden, als dass es zu keinem weiteren Anstieg der lebererkrankungsassoziierten Mortalität kam, sondern sogar eine leichte Abnahme zu verzeichnen war. Dieser Umstand wirft die Frage auf, ob möglicherweise mit der durch HAART erreichten Immunrekonstitution sich eine Verlangsamung der Leberfibroseprogressionsrate erreichen lässt. Der entsprechende Verlauf der Todesereignisse und ihrer Ursachen in der großen französischen Kohorte sind in der Abb. 1.6 dargestellt.

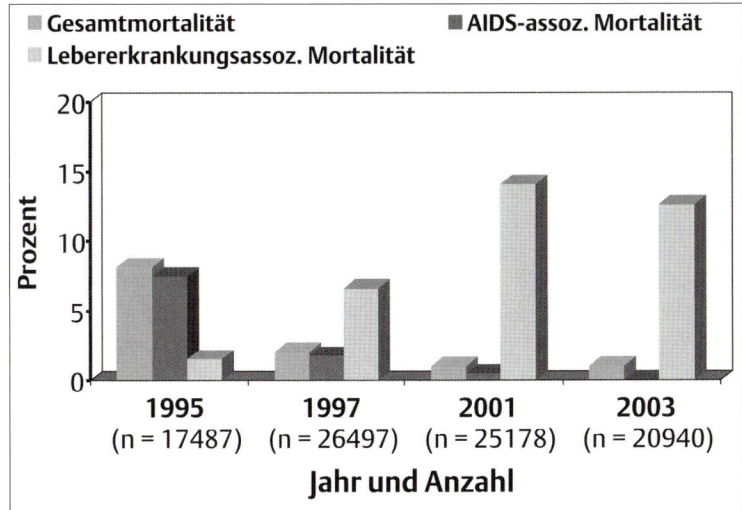

Abb. 1.6 Mortalität bei HIV-infizierten Patienten im zeitlichen Verlauf.

Einfluss einer HAART auf den Verlauf der Hepatitis C

Erste Daten aus Kohortenanalysen bei HIV/HCV-koinfizierten Patienten weisen in der Tat einen günstigen Effekt der HAART auf den Verlauf der Lebererkrankung bei HIV-Patienten auf (Qurishi et al. 2003). Innerhalb dieser Untersuchung konnte für Patienten mit HIV/HCV-Koinfektion, die eine HAART erhielten, eine deutlich geringere Sterblichkeit durch lebererkrankungsassoziierte Komplikationen gegenüber Patienten mit Koinfektion ohne HAART im selben Beobachtungszeitraum nachgewiesen werden. Diese Beobachtungen legen nahe, dass damit eine entsprechende HAART koinfizierten Patienten nicht vorenthalten werden sollte, da die durch die antiretrovirale Therapie hervorgerufene Stärkung des Immunsystems offensichtlich das weitere Voranschreiten der Hepatitis-C-Koinfektion verlangsamen kann. Mittlerweile liegen auch Daten aus anderen Beobachtungsstudien vor, die ebenfalls einen günstigen Effekt von HAART auf den Verlauf der Hepatitis C feststellen können. So wurde in einer Untersuchung aus Puerto Rico und New York Patienten mit Hepatitis-C-Monoinfektion (n = 388) mit HIV/HCV-koinfizierten Patienten (n = 278) verglichen (Brau et al. 2005). Von den koinfizierten Patienten erhielten über 95% eine HAART. Die mediane CD4-Zellzahl betrug 378 Zellen/µl, die HI-Viruslast lag bei 51,2% der Patienten unterhalb von 400 Kopien/ml. Der überwiegende HCV-Genotyp war 1 bei 79% der Patienten, die mittlere Dauer der HCV-Infektion betrug 24,3 Jahre, das Alter bei HCV-Erstdiagnose 22,7 Jahre. In der Abb. 1.7 ist nun der Einfluss der HI-Viruslast, der CD4-Zellzahl oder beider Marker zusammen auf die Leberfibroseprogressionsrate bei HIV/HCV-koinfizierten Patienten dargestellt. Aus der Abbildung geht deutlich hervor, dass mit zunehmender Viruslast sich eine deutlich beschleunigte Fibroseprogression abzeichnet. Dies gilt insbesondere für Patienten mit > 100 000 Kopien/ml. Gleichermaßen zeigt sich für Patienten mit niedriger Helferzellzahl eine schnellere Fibroseprogression als bei Helferzellen > 350/µl. Wenn beide Marker zusammen betrachtet werden, scheinen die Helferzellen nicht mehr so eine große Rolle zu spielen, sondern es kommt vor allen Dingen auf die nicht messbare HIV-RNA an (Brau et al. 2005). Vor kurzem wurden auch die Ergebnisse einer weiteren Kohortenanalyse aus Kalifornien veröffentlicht, bei der 472 Patienten mit HIV-Infektion über 8343 Patientenmonate verfolgt wurden (Bonacini et al. 2004). Es wurden hierbei vier Subgruppen untersucht: Patienten mit HIV/HBV-Koinfektion (n = 72), HIV/HCV-Koinfektion (n = 256), HIV/HBV/HCV-Koinfektion (n = 18) und HIV-Monoinfektion (n = 126). Insgesamt verstarben 134 Patienten (28,4%) während der Nachbeobachtungszeit, wovon 55 Patienten aufgrund einer fortgeschrittenen Lebererkrankung verstarben. Dies entspricht 41% der Gesamtmortalität. Die Überlebenskurven waren vergleichbar bei Patienten mit HIV-Monoinfektion und solchen mit einer Hepatitis-Koinfektion. Todesfälle aufgrund einer Lebererkrankung waren häufiger bei Patienten

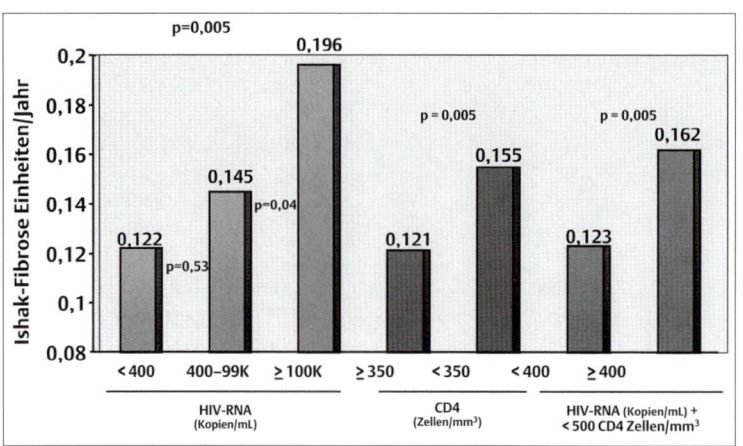

Abb. 1.7 Einfluss von HIV-RNA, CD4-Zellzahl oder beiden Markern auf die Leberfibroseprogression bei HIV/HCV-koinfizierten Patienten.

mit multiplen Virushepatitiden (28%), HIV/HBV (15%) und HIV/HCV-Koinfektion (23%) versus HIV alleine (6%). Die Lebererkrankungsmortalität war vergleichbar zwischen HIV/HBV- und HIV/HCV-koinfizierten Patienten und zeigte keine Assoziation mit Geschlecht, Rasse, Alter oder Transmissionsmodus. HIV-erkrankungsbedingte Todesfälle zeigten sich gleich verteilt bei Patienten mit Virushepatitiskoinfektion versus HIV-monoinfizierten Patienten. Bei Patienten mit einer Hepatitis-Koinfektion erwiesen sich eine initiale CD4-Zellzahl > 200/µl und der Gebrauch einer hochaktiven antiretroviralen Therapie als protektiv und gingen mit einer signifikant reduzierten Lebermortalität einher (Bonacini et al. 2004).

Gibt es Unterschiede zwischen den antiretroviralen Substanzen und wie ist die Balance zwischen Nutzen und Hepatotoxizität?

In einer ersten Untersuchung zum Einfluss einer HAART auf die Fibroseprogression von HIV/HCV-doppeltinfizierten Patienten wurde bei 182 Patienten mit Doppelinfektion eine Leberbiopsie durchgeführt (Benhamou et al. 2001). Zum Zeitpunkt der Leberbiopsie erhielten 73 Patienten einen Proteasehemmer, 119 Patienten hatten im Verlauf ihrer HIV-Infektion noch nie eine Proteasehemmerbehandlung erhalten. Es erfolgte eine Analyse der Beziehung zwischen den Ergebnissen der Leberhistologie, Alter, Alkoholkonsum, Helferzellzahl, HIV-RNA und den verwandten antiretroviralen Therapieformen. Das Stadium der Leberfibrose war signifikant niedriger bei Patienten, die einen Proteasehemmer erhielten, als bei Patienten, die niemals mit einem Proteasehemmer behandelt worden waren (p = 0,03). Die 5-, 15- und 25-Jahre-Zirrhoseraten waren 2 vs. 5%, 5 vs. 18% und 9 vs. 27% bei Patienten, die einen Proteasehemmer erhielten, versus Proteasehemmer-naiven Patienten (p = 0,0006). In der multivariaten Analyse konnten vier unabhängige Faktoren identifiziert werden, die für die Progression zur Zirrhose verantwortlich waren: Fehlen einer Proteasehemmertherapie (relatives Risiko = 4,74; 95% KI 1,34 – 16,67), erhöhter Alkoholkonsum definiert als ≥ 50 g/Tag (relatives Risiko = 4,71; 95% KI 1,92 – 11,57), ein niedrige Helferzellzahl < 200/µl (relatives Risiko = 2,74; 95% KI 1,17 – 6,41) und Alter bei HCV-Ansteckung (≥ 20 Jahre; relatives Risiko = 2,37; 95% KI 1,04 – 5,38). Diese Untersuchungsergebnisse legen nahe, dass der Einsatz von Proteasehemmern bei einer antiviralen Therapie mit einer signifikant geringeren Fibroseprogressionsrate verbunden ist und sich auch nicht durch andere Kofaktoren erklären lässt. Kritisch anzumerken ist, dass vor allen Dingen die Durchführung einer HAART versus einer ungenügenden mono- oder gar keiner antiretroviralen Therapie die Verlangsamung der Fibroseprogression bedingt hat. Eine aussagekräftige Anzahl von Patienten mit anderen Kombinationspartnern, insbesondere NNRTI (non nucleosid reverse transcriptase inhibitor), war in dieser Untersuchung nicht vorhanden.

Es liegen mittlerweile Biopsiestudien mit Patientengruppen unter NNRTI-Behandlung vor. Hier zeigt sich in einer spanischen Untersuchung mit 152 koinfizierten Patienten, dass eine Nevirapintherapie, die über ein Jahr verabreicht wurde, mit einem erhöhten relativen Risiko für die weitere Leberfibroseprogression vergesellschaftet war (RR 2,56; KI 1,02 – 6,58), während eine PI-basierte Therapie mit einem günstigen Effekt auf die Leberfibroseprogression vergesellschaftet war (RR 0,39; KI 0,19 – 0,78) (Macias et al. 2004).

In einer weiteren Biopsiestudie bei 116 HIV/HCV-koinfizierten Patienten versus 32 HCV-monoinfizierte Patienten zeigte sich zunächst ein höherer Anteil F3/F4-METAVIR-Patienten bei Koinfektion versus Monoinfektion. Die koinfizierten Patienten mit F3/F4-Fibrose wiesen zusätzlich stärkere Leberwerterhöhungen, Ferritinspiegel und geringere CD4-Zellzahlen auf (Mariné-Barjoan et al. 2004). Interessanterweise zeigte sich innerhalb dieser Untersuchung ebenfalls für HAART, aber auch für PI-Behandlung und NRTI-Therapie eine verlangsamte Leberfibroseprogression versus keiner HAART oder keinem Einsatz von PI oder NRTI. Bei der Analyse hinsichtlich NNRTI-Therapie ergab sich zwar auch ein Trend zu einer positiven Leberfibrose-Progressionsverlangsamung, sie erreichte jedoch keine statistische Signifikanz.

Trotz der überwiegend auf eine Fibroseprogressionsverlangsamung hindeutenden Biopsiestudien bleibt die Frage, ob die durch antiretrovirale Therapie hervorgerufene Leberschädigung nicht langfristig doch den günstigen Effekt der HAART auf den Verlauf der Hepatitis C wieder revertieren kann. Zumindest für NRTI konnten verschiedene Arbeiten eine deutliche Depletion hepatischer mitochondrialer DNA mit den so genannten D-Nukleosiden (DDI, D4T oder DDC) nachweisen. In einer vor kurzem veröffentlichten Publikation zeigte sich eine 47 %ige Abnahme der hepatischen mitochondrialen DNA bei Patienten unter D-Nukleosid-Therapie im Vergleich zu Patienten mit einer nicht-D-Nukleosid enthaltenden HIV-Therapie (Walker et al. 2004). Die klinischen Folgen einer entsprechenden mitochondrialen DNA-Depletion liegen in der vermehrten Ausbildung einer hepatischen Steatose, die auch im Rahmen einer Untersuchung am Johns-Hopkins-HIV-Kollektiv in Leberbiopsien bestätigt werden konnte (Sulkowski et al. 2005). Hier zeigte sich eine deutliche Zunahme des Steatoseanteils in der Leberhistologie bei Patienten unter fortlaufender Stavudintherapie. Interessanterweise konnten weitergehende Untersuchungen derselben Arbeitsgruppe auch zeigen, dass eine erreichte HIV-Suppression, also Abfall der Viruslast unter die Nachweisgrenze, unter einer potenten antiretroviralen Therapie mit einer geringeren hepatischen nekroinflammatorischen Aktivität vergesellschaftet ist, die möglicherweise zumindest zum Teil auch den Nutzen von HAART auf den Verlauf der Hepatitis C widerspiegeln kann (Mehta et al. 2005). Möglicherweise kommt es hier auch in der Pathogenese der Hepatitis C zu Veränderungen, weil die direkte Interaktion zwischen HIV und HCV sich bei nicht messbarer HIV-Virämie verändert.

Schlussfolgerungen

Unter Berücksichtigung von Kohortendaten, in denen HCV-koinfizierte Patienten in der Regel später oder seltener eine potente antiretrovirale Therapie erhalten, häufig aus Angst vor Lebernebenwirkungen, sollte unter Berücksichtigung des insgesamt positiven Effekts der HAART auf den Verlauf der Hepatitis C kurzfristig und langfristig ein Umdenken erfolgen. Das Einleiten einer entsprechenden antiretroviralen Therapie gemäß den Richtlinien für den antiretroviralen Therapiebeginn bei Erwachsenen sollte unbedingt auch in dieser Patientengruppe umgesetzt werden. Ob der Nutzen der HAART und die mögliche Reversion des ungünstigen Verlaufs der Leberfibroseprogression bei HIV/HCV-Koinfektion langfristig durch zusätzliche Hepatotoxizität, sei es über mitochondriale Depletion unter Nukleosidanaloga oder aber auch Insulinresistenz und Fettstoffwechselstörungen unter Proteasehemmertherapie oder direkte medikamententoxische Einwirkung von NNRTI gefährdet wird, bleibt abzuwarten.

Literatur beim Autor

E-Mail: rockstroh@uni-bonn.de

Wie impfe ich erfolgreich gegen Hepatitis A und B?

A. Eberhard

Die wirksamste Möglichkeit, sich vor einer Hepatitis-A- oder -B-Infektion zu schützen, ist die Impfung. 1992 empfahl die Weltgesundheitsorganisation (WHO) allen Ländern die Impfung gegen Hepatitis B. Ende 2003 hatten 79 % der 192 WHO-Mitgliedsstaaten Strategien zur Impfung gegen Hepatitis B im Kindesalter entwickelt.

Wen soll ich gegen Hepatitis A und B impfen?

Den aktuellen Empfehlungen der Ständigen Impfkommission (STIKO) am Robert-Koch-Institut zufolge sollten in Deutschland folgende Zielgruppen gegen Hepatitis A oder B geimpft werden (Tab. 1.**5** u. 1.**6**).

Was sollte ich vor einer geplanten Immunisierung testen?

Vor einer Hepatitis-A-Immunisierung wird eine generelle Kontrolle auf anti-HAV-IgG nicht empfohlen; bei Personen, die vor 1950 geboren wurden, sowie bei Personen, die längere Zeit in einem Endemiegebiet gelebt haben, ist dies jedoch durchaus indiziert, da hier oft eine eventuell inapparent abgelaufene Infektion stattgefunden haben kann (Maier K-P).

Vor Beginn einer Hepatitis-B-Immunisierung ist eine Kontrolle auf anti-HBc-Antikörper sinnvoll. Bei Nachweis von Antikörpern muss zum Ausschluss einer chronischen oder bereits ausgeheilten Infektion eine weitere Abklärung durch Kontrolle der Anti-HBs-Antikörper, HBs-AG und eventuell HBV-DNA erfolgen (Tab. 1.**7**).

Über was sollte der Patient aufgeklärt werden?

Generell sollte eine Aufklärung durch den Arzt erfolgen. Neben der Abklärung einer eventuell vorliegenden akuten Erkrankung sollten dabei Informationen über die Indikation und den Nutzen der Impfung, mögliche Nebenwirkungen und Komplikationen, Kontraindikationen, bekannte Überempfindlichkeiten sowie bereits durchgeführte Impfungen erhoben werden. Geklärt werden sollten auch Verhaltensmaßnahmen im Anschluss an die Impfung, Beginn und Dauer der Schutzwirkung und die Notwendigkeit von Auffrischimpfungen.

Tab. 1.**5** Impfempfehlungen der STIKO zur Indikation der Hepatitis-A-Prophylaxe

- homosexuell aktive Männer
- Personen mit substitutionspflichtiger Hämophilie
- Patienten in psychiatrischen Einrichtungen oder Bewohner vergleichbarer Fürsorgeeinrichtungen für Zerebralgeschädigte oder Verhaltensgestörte
- Personen mit chronischen Lebererkrankungen einschließlich chronischer Erkrankungen mit Leberbeteiligung
- Hepatitis-A-gefährdetes Personal im Gesundheitsdienst einschließlich Reinigungs- und Küchenpersonal sowie Personal in Laboratorien; Personal in Kindertagesstätten-, -heimen u. ä.
- Kanalisations- und Klärwerksarbeiter mit direktem Kontakt zu Abwasser
- Reisende in Regionen mit hoher Hepatitis-A-Prävalenz
- Kontaktpersonen zu an Hepatitis A Erkrankten, sowie im Rahmen von Riegelungsimpfungen („Outbreak control")

Tab. 1.6 Impfempfehlungen der STIKO zur Indikation der Hepatitis-B-Prophylaxe

- alle Kinder und Jugendlichen ab dem vollendeten 2. Lebensmonat bis zum vollendeten 17. Lebensjahr; Neugeborene HBsAg-positiver Mütter innerhalb von 12 Stunden nach Geburt durch aktiv-passive Immunisierung
- Hepatitis-B-gefährdetes Personal und Auszubildende/Studenten im Gesundheitsdienst einschließlich Reinigungspersonal; Personal in psychiatrischen Einrichtungen oder vergleichbaren Fürsorgeeinrichtungen für Zerebralgeschädigte oder Verhaltensgestörte
- Personen, die durch Blutkontakte mit möglicherweise infizierten Personen gefährdet sind, in Abhängigkeit von einer Gefährdungsbeurteilung, wie z. B. Mitarbeiter von Rettungsdiensten, betriebliche bzw. ehrenamtliche Ersthelfer, Polizisten, Sozialarbeiter und Gefängnispersonal mit Kontakt zu Drogenabhängigen
- Dialysepatienten, Patienten mit häufiger Übertragung von Blut oder Blutbestandteilen, Patienten vor ausgedehnten chirurgischen Eingriffen (z. B. mit Verwendung einer Herz-Lungen-Maschine)
- Personen mit chronischen Lebererkrankungen einschließlich chronischer Erkrankungen mit Leberbeteiligung sowie HIV-Positive
- durch Kontakt mit HBsAg-Trägern in der Familie oder Wohngemeinschaft gefährdete Personen; Sexualpartner von HBsAg-Trägern
- Patienten in psychiatrischen Einrichtungen oder Bewohner vergleichbarer Fürsorgeeinrichtungen für Zerebralgeschädigte oder Verhaltensgestörte sowie Personen in Behindertenwerkstätten
- besondere Risikogruppen, wie z. B. homosexuell aktive Männer; Drogenabhängige, Prostituierte, länger einsitzende Strafgefangene
- durch Kontakt mit HBsAg-Trägern in einer Gemeinschaft (z. B. Pflegestätten) gefährdete Personen
- Reisende in Gebiete mit hoher Hepatitis-B-Prävalenz bei längerem Aufenthalt oder engen Kontakten zur Bevölkerung
- Postexpositionsprophylaxe simultan zur passiven Immunisierung mit Immunglobulin innerhalb von 48 Stunden (Ausnahme: aktueller Anti-HBs-Titer > 100 IE/l)

Welche Kontraindikationen bestehen?

Kontraindikationen einer Hepatitisimpfung sind eine Überempfindlichkeit gegen Bestandteile der Vakzine sowie das Vorliegen einer akuten hochfiebrigen Erkrankung. Eine Impfung während der Schwangerschaft oder der Stillzeit ist möglich, sollte jedoch nur bei eindeutiger Indikation erfolgen (z. B. zur Postexpositionsprophylaxe).

Welche Impfstoffe stehen zur Verfügung?

Die aktive Immunisierung gegen Hepatitis A erfolgt mit einem Totimpfstoff aus inaktivierten Hepatitis-A-Viren (Handelsnamen z. B. Havrix®, HAVpur®, Vaqta®); gegen Hepatitis B erfolgt dies mit einem Impfstoff, der mithilfe von Hefezellen aus rekombinanter HBV-DNA gentechnisch hergestellt wird (Handelsnamen z. B. Engerix®, Hbvaxpro® 10 µg/40 µg). Seit 1996 steht ein Kombinationsimpfstoff gegen Hepatitis A und B zur Verfügung (Handelsname Twinrix®). Hepatitis-B-Vakzine ist auch Teil diverser Standardkombinationsimpfstoffe zur Impfung von Kindern und Jugendlichen. 2005 wurde einer dieser Impfstoffe, Hexavac®, jedoch aufgrund von Hinweisen auf nicht ausreichenden Langzeit-Impfschutz bis auf Weiteres vom Markt genommen.

Des Weiteren ist bei bestimmten Indikationen gleichzeitig zur aktiven auch eine passive Immunisierung mit Immunglobulin sinnvoll (Hepatitis A: z. B. Beriglobin®, Hepatitis B: z. B. Hepatect Cp® oder Hepatitis B Immunglobulin®), etwa bei Reisen in Hepatitis-A-Endemiegebiete, bei denen die Zeit zur vollständigen aktiven Impfung fehlt, bei der Postexpositionsprophylaxe einer HBV-Infektion und bei der Impfung Neugeborener HBsAg-positiver Mütter innerhalb von 12 Stunden nach Geburt.

Wie wird die Immunisierung durchgeführt?

Die aktive Grundimmunisierung gegen Hepatitis A besteht aus 2 Impfungen im Abstand von ca. 6–12 Monaten. Gegen Hepatitis B werden hierzu 3 Impfungen durchgeführt, am besten zu den Zeitpunkten 0, Woche 4 und Monat 6. Mit diesem Dosierungsschema werden die höchsten Anti-

Tab. 1.7 Interpretation und Beurteilung der Impfmöglichkeit gegen Hepatitis B bei anti-HBc-Positivität, je nach Konstellation von HBsAg, anti-HBs und HBV-DNA

Antikörpernachweis	Interpretation	zusätzliche Untersuchungen
Anti-HBc negativ	Impfung möglich	
Anti-HBc positiv	Abklärung einer fraglichen Infektion	HBs-Ag, Anti-HBs
– HBs-Ag positiv	aktive Infektion, keine Impfung	
– Anti-Hbs positiv	Zustand nach ausgeheilter HBV-Infektion mit Immunität, keine Impfung nötig	
– HBs-Ag negativ Anti-Hbs negativ	fraglich aktive Infektion oder Z. n. Infektion mit nicht ausreichender Immunität	HBV-DNA
– HBV-DNA positiv	aktive Infektion, keine Impfung	
– HBV-DNA negativ	Z. n. Infektion mit nicht ausreichender Immunität, Impfung möglich	

HBs-Titer erreicht. Sollte nicht genügend Zeit zur Verfügung stehen, ist eine beschleunigte Impfung zu den Zeitpunkten 0, Monat 1 und Monat 2 möglich, mit einer 4. Impfung nach 12 Monaten. In extremen Ausnahmefällen ist auch eine Impfung nach dem Impfschema Tag 0 – Tag 7 – Tag 21 möglich, mit einer 4. Impfung nach 12 Monaten.

Es sollte in den Arm geimpft werden, der schwächer belastet wird (Rechtshänder in den linken Arm). Idealerweise wird intramuskulär in den M. deltoideus geimpft. Hierbei sollte beachtet werden, dass die Nadel lang genug ist, damit eine tiefe intramuskuläre Injektion erreicht wird. Die Nadellänge korreliert dabei mit dem Körpergewicht: bei Frauen < 60 kg 1,6 cm, 60 – 90 kg 2,5 cm, > 90 kg 3,8 cm; bei Männern < 118 kg 2,5 cm, > 118 kg 3,8 cm (Poland et al.). Bei Vorliegen einer Blutungsneigung kann subkutan geimpft werden. Zu empfehlen ist eine evtl. Schonung des Armes im Verlauf der nächsten 1 – 2 Tage. Die Impfung ist im Impfausweis zu dokumentieren.

Eine intradermale Injektion bei Low- oder Non-Respondern (anti-HBs-Titer unter 10 IE/l nach der Grundimmunisierung) als Auffrischimpfung ist nicht empfohlen. Eine intravasale Injektion ist unbedingt zu vermeiden.

Mit welchen Nebenwirkungen und Komplikationen ist zu rechnen?

Häufig beobachtet (1 – 10% aller Impflinge) werden lokale Reaktionen an der Einstichstelle sowie Schmerzen im geimpften Muskel und Allgemeinreaktionen wie Kopfschmerzen, Mattigkeit, Unwohlsein, Übelkeit oder Fieber. Darüber hinausgehende Nebenwirkungen wie z. B. eine vorübergehende Erhöhung der Transaminasen sind selten (0,01 – 0,1 %). Anaphylaktische Reaktionen sind sehr selten (< 0,01 %). Ob es einen Zusammenhang gibt zwischen der Impfung mit einer rekombinanten HBV-Vakzine und einer Erkrankung an multipler Sklerose, ist noch genauer zu untersuchen (Hernan et al. 2004).

Es sind keine Wechselwirkungen der Hepatitisimpfung mit anderen Medikamenten oder Impfungen bekannt, es sollte jedoch an verschiedenen Injektionsstellen geimpft werden.

Wurde der Zeitabstand zwischen zwei Impfdosen überschritten, ist es nicht nötig, den Impfzyklus von Neuem zu beginnen. Es wird einfach mit der nächstfolgenden Impfung fortgefahren.

Sollte sich der Patient zum Zeitpunkt der Impfung in der Inkubationsphase einer akuten Hepatitis befinden, lässt sich keine Aussage darüber treffen, ob die Rekonvaleszenz verkürzt wird. Unwahrscheinlich ist jedoch, dass es zu einer Verschlimmerung der Erkrankung kommt.

Es besteht die – wenn auch sehr seltene – Möglichkeit, trotz erfolgreich abgeschlossener Grundimmunisierung an einer HBV-Infektion zu erkranken. Ursachen hierfür sind ein primäres Nicht-Ansprechen auf die Immunisierung (Non-Response), ein Verlust der Immunisierung im Lauf der Zeit oder die Infektion mit so genannten „HBV vaccine escape mutants". Es sind mehrere dieser Mutanten entdeckt worden, die die spezifische Reaktion des anti-HBs-Antikörpers mit

Tab. 1.8 Empfehlungen zur Impfkontrolle und Wiederauffrischimpfung abhängig von der Höhe des anti-HBs-Titers 4–8 Wochen nach Ende der Grundimmunisierung

Anti-HBs-Titer im Serum	Interpretation	Empfehlung
< 10 IE/l	Non-Responder	Sofortige Wiederimpfung bis zu 3-mal intramuskulär (Abstände 1–3 Monate) und erneute Kontrolle; bei Immungesunden mit der einfachen Dosis, bei Immunsupprimierten mit der doppelten Dosis an Hepatitis-B-Impfstoff.
10–99 IE/l	Low-Responder	nach den Empfehlungen der STIKO sofortige Wiederimpfung 1× mit Hepatitis-B-Impfstoff und Kontrolle nach 4–8 Wochen; bei Immungesunden mit der einfachen Dosis, bei Immunsupprimierten mit der doppelten Dosis. Ein einmal erreichter Titer > 10 IE/l gilt in den USA jedoch als suffiziente Grundimmunisierung lebenslang; eine Auffrischung wird dort nicht empfohlen.
> 100 IE/l	erfolgreiche Grundimmunisierung	Bei Immungesunden Kontrolle des Titers nach 10 Jahren und Auffrischung, wenn Titer < 100 IE/l gefallen ist; bei Immunsupprimierten Personen engmaschigere Titerkontrollen und evtl. Wiederimpfungen mit doppelter Dosis Hepatitis-B-Impfstoff.

dem HBs-Ag unterlaufen, vor allem in Italien, Südostasien, den USA und Brasilien. Eine genauere Abschätzung ist noch nicht möglich.

Wann sollte der Impferfolg kontrolliert werden?

Nach vollständiger Grundimmunisierung gegen Hepatitis A wird, im Gegensatz zur Impfung gegen Hepatitis B, keine generelle Impfkontrolle empfohlen. Es ist davon auszugehen, dass das Ansprechen bei Immunkompetenten bis zu 100% aller Impflinge nach der 2. Impfung beträgt. Je nach Abwägung kann jedoch bei immunsupprimierten Personen eine Kontrolle durch Bestimmung von anti-HAV-IgG 4–8 Wochen nach erfolgter Grundimmunisierung indiziert sein. Etwa nach 10 Jahren sollte nach erfolgreicher Grundimmunisierung gegen Hepatitis A bei weiter bestehender Indikation das anti-HAV-IgG kontrolliert und gegebenenfalls nachgeimpft werden.

Eine Kontrolle des Impferfolgs einer Hepatitis-B-Immunisierung sollte 4–8 Wochen nach Abschluss der Grundimmunisierung durch Bestimmung des anti-HBs-Titers erfolgen.

Hepatitis-B-Immunisierung bei HIV-Infektion

Bei etwa 2,5–5% der immunkompetenten und bis zu 30% der immunsupprimierten Impflinge kommt es zu keiner ausreichenden Immunantwort („Non-Responder" bzw. „Low-Responder"). Es sind mehrere Risikofaktoren bekannt, die hier ins Gewicht fallen, darunter Alter über 30 Jahre, männliches Geschlecht, Übergewicht, Rauchen, chronischer Lebererkrankungen, Patienten mit Nierenversagen sowie HIV-Infizierte.

Liegt eine HIV-Infektion vor, hängt der Impferfolg unter anderem von der Immunsituation, der Höhe der Viruslast und der gleichzeitigen Durchführung einer antiretroviralen Therapie ab. Bei Patienten mit einer CD4-Zellzahl > 500/μl und einer HI-Viruslast < 1000 cp/ml konnten die besten Ansprechraten beobachtet werden (Postel et al. 2004). Einige Autoren empfehlen die Grundimmunisierung immunsupprimierter Patienten mit der doppelten Dosis Impfstoff (Poland et al.).

Wann sollte eine Auffrischimpfung erfolgen?

Den derzeitigen Empfehlungen der STIKO entsprechend sollte bei Vorliegen von Non- bzw. Low-Respondern sofort nachgeimpft werden. Wichtig zur Beurteilung ist hier die Höhe des anti-HBs-Antikörpertiters (Tab. 1.8).

Es ist davon auszugehen, dass es nach erfolgreicher Grundimmunisierung gegen Hepatitis B zur Ausbildung eines „immunologischen Gedächtnisses" kommt. Das bedeutet, immungesunde Personen sind auch dann für etwa 10–15 Jahre vor Erkrankung geschützt, wenn der Antikörpertiter inzwischen wieder unter den Grenzwert von 10 IE/l fällt. Eine Wiederauffrischung der Impfung vor Ablauf der 10 Jahre wird nicht empfohlen. Über Patienten mit einer Immunschwäche lässt sich jedoch noch keine Aussage treffen, ebenso wenig über die Dauer des „Impfgedächtnisses" über diesen Zeitraum hinaus. Für Deutschland gelten die oben aufgeführten Empfehlungen der STIKO.

Literatur beim Autor

E-Mail: aeb@jajaprax.de

Behandlung der Hepatitis B

Therapie der chronischen Hepatitis B

A. Erhardt

Einführung

Weltweit sind ungefähr 350 Millionen Menschen mit dem Hepatitis-B-Virus (HBV) infiziert (EASL 2003, Keeffe et al. 2004, Lok et al. 2001a). Die chronisch aktive Hepatitis B führt im Verlauf des Lebens bei etwa 30% der Infizierten zur Leberzirrhose. Jährlich sterben weltweit 0,5–1 Million Menschen am hepatozellulären Karzinom, dessen weitaus häufigste Ursache die chronische Hepatitis B ist. Durch eine Therapie mit Interferonen oder Nukleo(t)sidanaloga konnte eine Reduktion des Karzinomrisikos und eine Verbesserung der Prognose erreicht werden (EASL 2003; Keeffe et al. 2004; Liaw et al. 2004; Lok et al. 2004; Niederau et al. 1996). Die derzeit verfügbaren Therapien versuchen dieses Ziel vor allem durch einen antiviralen Wirkmechanismus zu erreichen.

Therapieindikation

Bei der Hepatitis B werden verschiedene, prognostisch bedeutsame Verlaufsformen unterschieden, die vom inaktiven HBs-Trägerstatus bis zur aggressiven, hochreplikativen Hepatitis reichen. Daraus leiten sich unterschiedliche Therapieindikationen und Therapieschemata ab. Die Höhe der HBV-DNA und Transaminasen sind die wesentlichen Faktoren zur Beurteilung der Therapieindikation bei der Hepatitis B (EASL 2003; Keeffe et al. 2004; Lok et al. 2004; Niederau 2004). Die Leberhistologie kann bei der chronischen Hepatitis B zur Therapieentscheidung hinzugezogen werden.

Eine unumstrittene Indikation zur antiviralen Therapie besteht bei der immunaktiven, hochreplikativen Form der Hepatitis B (EASL 2003, Keeffe et al. 2004, Lok et al. 2004, Niederau 2004), die HBeAg-positiv oder HBeAg-negativ sein kann. Diese Form der Hepatitis B ist gekennzeichnet durch erhöhte Transaminasen (> 2 × ULN), erhöhte HBV-DNA (HBeAg-positiv: > 10^5 Kopien/ml; HBeAg-negativ: > 10^4 Kopien/ml) und eine deutliche histologische Aktivität. Die hochreplikative, immunaktive Hepatitis B ist eine ernst zu nehmende Erkrankung mit einer kumulativen Inzidenz der Leberzirrhose von 8–20% in 5 Jahren (EASL 2003; Keeffe et al. 2004; Liaw et al. 2004; Lok et al. 2001a). Die niedrig-replikative, immunaktive Hepatitis B mit erhöhten Transaminasen stellt eine seltene Entität der Hepatitis B dar. Eine Leberpunktion kann bei der Therapieentscheidung hilfreich sein.

Keine Therapieindikation besteht in der Regel bei der immuntoleranten Form der Hepatitis B, die hochreplikativ oder niedrigreplikativ sein kann und mit normalen oder allenfalls minimal erhöhten Transaminasen einhergeht. Bei einzelnen Patienten kann es im Langzeitverlauf zu entzündlichen Schüben kommen. In dieser Subgruppe sollte bei histologischer Aktivität oder gesicherter Progression behandelt werden. Patienten mit dauerhaft normalen Transaminasen ohne Virusreplikation (inaktiver HBsAg-Träger) bedürfen keiner Therapie.

Erfolgskriterien der Therapie

Die dauerhafte Virussuppression ist das primäre Therapieziel bei der chronischen Hepatitis B. Andere Therapieziele wie eine laborchemische, histologische oder klinische Verbesserung sind in der Regel nur bei ausreichender Verminderung der Virämie zu erreichen.

Eine Hepatitis B wird bei Eintritt einer HBsAg-Serokonversion (Verlust von HBsAg und Ausbildung von anti-HBs-Antikörpern, komplette Response) als ausgeheilt bezeichnet. Diese komplette Response wird durch eine IFN-Therapie in weniger als 10% der Fälle erreicht.

Von einem Therapieerfolg bei der HBeAg-positiven Hepatitis wird in der Regel ausgegangen, wenn 6 Monate nach Therapieende eine Negativierung der HBV-DNA im Hybridisierungsassay mit HBeAg-Seronkonversion (Verlust von HBeAg und Nachweis von anti-HBe-Antikörpern) und Normalisierung der Transaminasen besteht. Zum Nachweis der HBV-DNA gibt es empfindliche

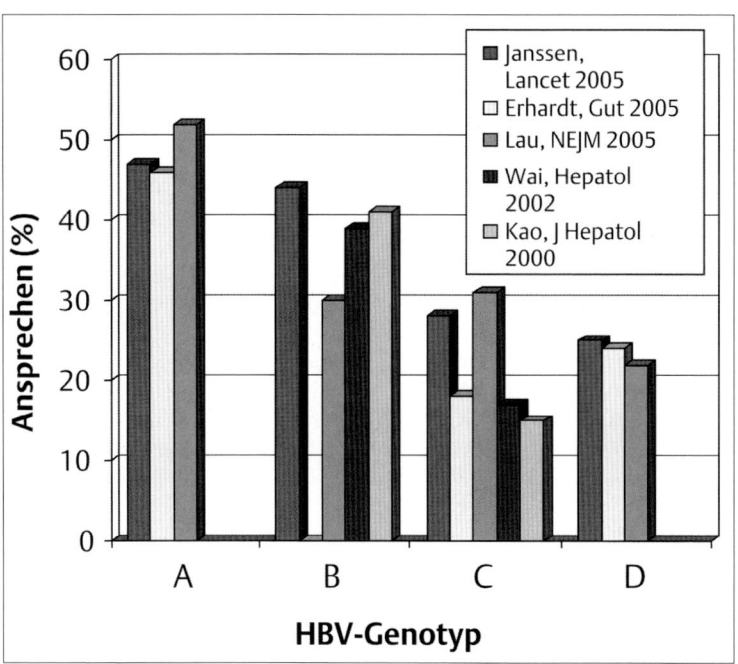

Abb. 2.1 Ansprechen der HBV-Genotypen A–D auf eine Therapie mit konventionellem Interferon oder pegyliertem Interferon. Für die HBV-Genotypen E–H liegen keine ausreichenden Daten vor.

PCR-basierte Untersuchungsmethoden mit einer Nachweisgrenze von 400 Kopien/ml oder weniger sensitive, aber dafür gut reproduzierbare Messmethoden auf der Basis von Hybridisierungsreaktionen (Nachweisgrenze von 100 000 Kopien/ml) (Keeffe et al. 2004; Pawlotsky 2003).

Bei der HBeAg-negativen Hepatitis kann die HBeAg-Serokonversion als Erfolgskriterium nicht herangezogen werden. Aufgrund der hohen Relapsrate sollte ein dauerhaftes Ansprechen erst angenommen werden, wenn 12 Monate nach Therapieende normale Transaminasen und eine Negativierung der HBV-DNA vorliegen. Allerdings sind Rückfälle auch nach Jahren noch möglich.

Prädiktive Faktoren des Therapieerfolges

Patienten mit erhöhten Transaminasen sprechen in der Regel auf eine IFN-Therapie besser an als Patienten mit normalen oder gering erhöhten Transaminasen ($< 2 \times$ ULN [upper limit of normal]) (Lok et al. 2001a). Dieser Zusammenhang gilt teilweise auch für Nukleo(t)sidanaloga (Perrillo et al. 2002). Das Therapieansprechen korreliert sowohl für Interferone als auch Nukleo(t)sidanaloga invers mit der Höhe der HBV-DNA (Mommeja-Marin et al. 2003). Weitere Faktoren, die das Therapieansprechen beeinflussen, sind der Grad der Leberentzündung, der Infektionszeitpunkt (Erwachsenenalter vs. Kindesalter) und möglicherweise Mutationen im Virusgenom wie etwa im basalen Core Promoter (Erhardt et al. 2000; Niederau 2004).

Der virale Genotyp (A–H) hat für die Erfolgsaussichten einer Interferontherapie eine wichtige Bedeutung. Es konnte gezeigt werden, dass die Ansprechraten bei Patienten mit dem HBV-Genotyp A nahezu doppelt so gut sind wie beim HBV-Genotyp D (Abb. 2.1) (Erhardt et al. 2005; Janssen et al. 2005; Lau et al. 2005). Diese Differenz ließ sich sowohl für HbeAg-positive als auch HBeAg-negative Patienten zeigen (Erhardt et al. 2005). Daher sollte der virale Genotyp vor allem im Zweifelsfall eine wichtige Rolle bei der Entscheidung für oder gegen Interferon spielen. Bei der Therapie mit Nukleo(t)sidanaloga spielt der HBV-Genotyp wohl eine untergeordnete Rolle. Zwar konnte in Untersuchungen nachgewiesen werden, dass das Mutationsprofil und der Zeitpunkt bis zum Auftreten von Mutationen vom HBV-Genotyp abhängig waren (Zollner et al. 2004), es ergaben sich jedoch für Lamivudin oder Adefovir keine unterschiedlichen Ansprechraten für verschiedene HBV-Genotypen (Westland et al. 2003).

Therapieempfehlungen

Allgemeine Überlegungen

Die Therapie der Hepatitis B basiert auf Interferonen und Nukleo(t)sidanaloga (Abb. 2.**2**). Aktuell sind bei der Hepatitis B nur Monotherapie-Schemata etabliert; weder die Kombination IFN-α plus Nukleo(t)sidanaloga noch die Kombinationstherapie zweier Nukleosidanaloga hat verbesserte Ansprechraten erbracht (Marcellin et al. 2004). Konventionelles Interferon-α, pegyliertes-IFN-α-2a (Pegasys®) sowie das Nukleosidanalogon Lamivudin (Zeffix®) und das Nukleotidanalogon Adefovir (Hepsera®) sind zur Therapie der Hepatitis B in Deutschland zugelassen. Für pegyliertes IFN-α-2b (PegIntron®) liegen Daten zur klinischen Wirksamkeit vor. Für Entecavir (Baraclude®) wird die Zulassung für 2006 erwartet. Tenofovir (Viread®) und Emtricitabine (Emtriva®; Coviracil, FTC) sind nur zur Behandlung der HIV-Infektion zugelassen, aber auch bei der HBV-Infektion wirksam.

HBeAg-positive Hepatitis

Bei HBeAg-positiven Patienten und Transaminasen von mehr als dem Fünffachen des Normalwertes ist vor allem eine Interferontherapie Erfolg versprechend (Manns et al. 2004). Sind die Transaminasen zwischen dem zweifachen und dem fünffachen der Norm erhöht, sieht nur die europäische Fachgesellschaft einen Vorzug für Interferon (EASL 2003), während die amerikanischen und die deutschen Empfehlungen Interferon oder Nukleo(t)sidanaloga als gleichwertig einschätzen (Keeffe et al. 2004; Lok et al. 2001 b; Lok et al. 2004; Manns et al. 2004). Hier sollten die weiteren Charakteristika der Patienten wie Aktivität der Entzündung und viraler Genotyp zur Therapieentscheidung mit herangezogen werden.

HBeAg-negative Hepatitis

Bei Patienten mit negativem HBeAg sind höhere Rückfallraten nach primär erfolgreicher Interferontherapie beschrieben worden, weswegen in dieser Patientengruppe eine Therapie über ein Jahr empfohlen wird (Blum et al. 2004; EASL 2003). Auch bei diesen Patienten gilt, dass eine Therapie umso aussichtsreicher ist, je höher die Transaminasen sind. Daher halten die europäische und die amerikanische Fachgesellschaft bei Transaminasen von mehr als dem Zweifachen des Normalwertes eine initiale Interferontherapie für Erfolg versprechend (EASL 2003, Keeffe et al. 2004, Lok et al. 2001a, Lok et al. 2004). Auch hier sollte der virale Genotyp für die Auswahl der Therapie mit berücksichtigt werden. Die Deutschen Konsensusempfehlungen sehen Vorteile für Lamivudin oder Adefovir als Primärtherapie (Blum et al. 2004), wobei angesichts der langen Therapiedauer und aufgrund der niedrigeren Inzidenz von Mutationen vielfach ein Vorteil für Adefovir gesehen wird.

Unabhängig vom HBeAg-Status wird nur in Ausnahmefällen eine Therapieindikation gesehen, wenn die Transaminasen um weniger als das Zweifache der Norm erhöht oder normal sind (Blum et al. 2004, EASL 2003, Lok et al. 2004).

Medikamente

Interferone

HBeAg-positive Hepatitis: Die empfohlene Dosierung für konventionelles Interferon beträgt derzeit entweder täglich 5–6 MU oder 3-mal pro Woche 9–10 MU (Manns et al. 2004). Ist es durch Interferon zu einer Serokonversion des HBeAg zu HBeAk gekommen, bleibt diese Konversion meist dauerhaft bestehen und nur in ca. 10% kommt es zu einem Rückfall (Lau et al. 1997; van Nunen et al. 2003; van Zonneveld et al. 2004). Eine Serokonversion des HBsAg, d.h. ein Verlust des HBsAg und die Ausbildung von HBs-Antikörper (HBsAk), wird nur in ca. 10% der Fälle beobachtet (51). Mit der bislang gängigen vier- bis sechsmonatigen niedrigdosierten Interferon-α-Behandlung (5–6 MU 3-mal pro Woche subkutan) konnte bei ca. 30–40% der Patienten eine Serokonversion von HBeAg zu anti-HBe erzielt werden (40, 51). Obwohl in allen Leitlinien (Blum et al. 2004, EASL 2003, Keeffe et al. 2004, Lok et al. 2004, Manns et al. 2004, Niederau 2004) neben der 3-mal wöchentlichen auch die tägliche Interferongabe empfohlen wird, liegen keine großen randomisierten Studien vor, die die Überlegenheit der täglichen IFN-Gabe belegen. Nach derzeitigem Kenntnisstand können pegylierte Interferone als Alternative zu den Standardinterferonen angesehen werden, da vergleichbare virologische Ansprechraten erzielt wurden (Janssen et al. 2005, Lau et al. 2004, Marcellin et al. 2004). In Studien bei HBeAg-positiven Patienten wurden mit PEG-IFN-α-2a und PEG-

30 Behandlung der Hepatitis B

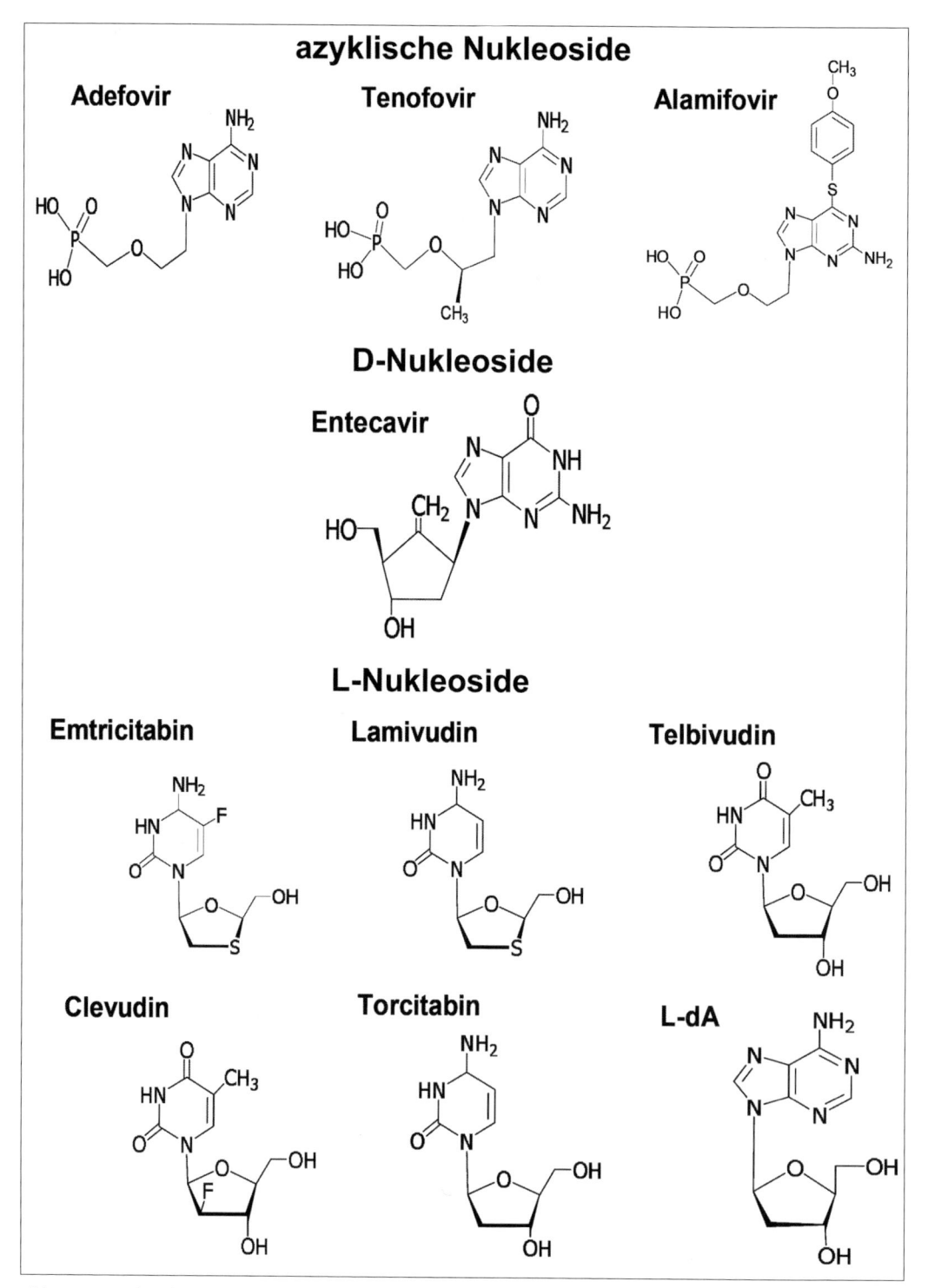

Abb. 2.2 Strukturformeln der verschiedenen Nukleo(t)sidanaloga.

Tab. 2.1 Ergebnisse randomisierter Studien zur Therapie der HBeAg-positiven Hepatitis B mit pegyliertem Interferon-α-2a/-α-2b oder pegyliertem Interferon-α-2a/-α-2b in Kombination mit Lamivudin (LAM) oder Lamivudin alleine. Daten zum Zeitpunkt der Nachbeobachtung (24 Wochen nach Therapieende). Die mit * gekennzeichneten Daten geben die Ergebnisse zum Therapieende an

	Lau et al. 2005			Janssen et al. 2005	
	PegIFN α-2a + Plazebo (n = 271)	PegIFN α-2a + Lamivudin (n = 271)	Lamivudin alleine (n = 272)	PegIFN α-2b + Lamivudin (n = 136)	PegIFN α-2b (n = 130)
HbeAg-Verlust	34 ($p < 0{,}001$)	28 ($p = 0{,}043$)	21 (22*)	35 (n. s.)	36
HBeAg-Serokonversion	32 ($p < 0{,}01$)	27 ($p = 0{,}023$)	19 (20*)	29 (n. s.)	29
ALT-Normalisierung	41 ($p = 0{,}002$)	39 ($p = 0{,}006$)	28 (62*)	35 (n. s.)	32
HBV-DNA (< 100 000 Kopien/ml)	32 ($p = 0{,}012$)	34 ($p = 0{,}003$)	22 (62*)	32 (n. s.)'	27[†]

* Angaben für bei einem Grenzwert für die HBV-DNA von unter 200 000 Kopien/ml

IFN-α-2b HBeAg-Serokonversionsraten zwischen 29 und 36 % erzielt (Tab. 2.1) (Janssen et al. 2005, Lau et al. 2004). Es ist jedoch zu beachten, dass in der überwiegenden Zahl der Studien mit pegylierten Interferonen eine 12-monatige Therapie und nicht eine 4–6-monatige Therapie wie in den Konsensusempfehlungen zum konventionellen Interferon durchgeführt wurde. Zur Gabe von PEG-IFN im Vergleich zu Standardinterferon bei der chronischen HBV-Infektion ist bisher nur eine Studie publiziert. Hierbei wurden 194 IFN-naive Patienten in vier Gruppen randomisiert. In der Kontrollgruppe wurde Standard-Interferon mit 3-mal 4,5 MU IFN-α-2a pro Woche relativ niedrig dosiert. Dies wurde mit der 1-mal wöchentlichen Gabe von PEG-IFN-α-2a von 90 µg, 180 µg und 270 µg verglichen (Cooksley et al. 2003). Nach einer Therapie über 24 Wochen wurden die Patienten 24 Wochen nachbeobachtet. Die HBe-Serokonversionsraten am Ende der Nachbeobachtungszeit lagen in der PEG-IFN mit 37, 35 und 27 % nur wenig höher als in der Kontrollgruppe (konventionelles IFN) mit 25 %. Nur bei Betrachtung eines kombinierten Therapieansprechens mit HBeAg-Verlust, HBV-DNA-Negativierung (HBV-DNA < 500 000 Kopien/ml) und Normalisierung der GPT zeigte sich eine statistische Signifikanz für 24 % der mit PEG-IFN behandelten Patienten gegenüber 12 % der Patienten, die mit dem konventionellen IFN behandelt wurden ($p = 0{,}036$). Es ist jedoch anzumerken, dass die Kontrollgruppe eine nach heutiger Empfehlung zu geringe Dosis des konventionellen Interferons erhielt.

HBeAg-negative Hepatitis: In Studien bei der HBeAg-negativen Hepatitis zeigte sich nach Absetzen der Therapie eine hohe Rückfallquote von etwa 50 % mit einer dauerhaften Ansprechrate von 15–30 %. Als wesentlicher signifikanter Prognoseparameter ergab sich eine verlängerte Therapiedauer, sodass die EASL- und die DGVS-Konsensuskonferenz (EASL 2003; Manns et al. 2004) empfiehlt, diese Patienten nur 3-mal pro Woche, aber dafür über 48 Wochen zu behandeln. Die Dosierungsempfehlungen für eine Therapie mit Interferon liegen bei $3 \times 5–6$ MU/Woche bis $3 \times 9–10$ MU/Woche. Pegylierte Interferone können als Alternative angesehen werden.

Bei deutschen Patienten wurden keine schlechteren, dauerhaften Ansprechraten bei HBeAg-negativen Patienten im Vergleich zu HBeAg-positiven Patienten gefunden (Erhardt et al. 2005; Erhardt et al. 2000). Eine europäisch-asiatische Studie mit pegyliertem Interferon und einer Therapiedauer über ein Jahr zeigte eine relativ hohe Ansprechrate von 43 % (HBV-DNA < 20 000 Kopien) bei allerdings relativ kurzer Nachbeobachtungszeit von 6 Monaten. Die Studien mit schlechten dauerhaften Ansprechraten (EASL 2003, Fattovich et al. 1992, Hadziyannis et al. 1990, Lampertico et al. 1997, Pastore et al. 1992), kommen ausnahmslos aus dem Mittelmeerraum, wo der ungünstige Genotyp D vorherrscht. Auch bei der HBeAg-negativen Form der Hepatitis B ist die Ansprechrate auf eine Interferontherapie stark vom Genotyp abhängig (Genotyp A: 59 % vs. Genotyp D: 29 %, $p < 0{,}05$) (Erhardt et al. 2005). Zum gegenwärtigen Zeitpunkt ist daher noch unklar, ob die Ursache für die ungünstigen Ansprechraten in diesen Studien nicht eher der häufige, ungünstige HBV-Genotyp D und nicht der negative HBeAg-Status ist.

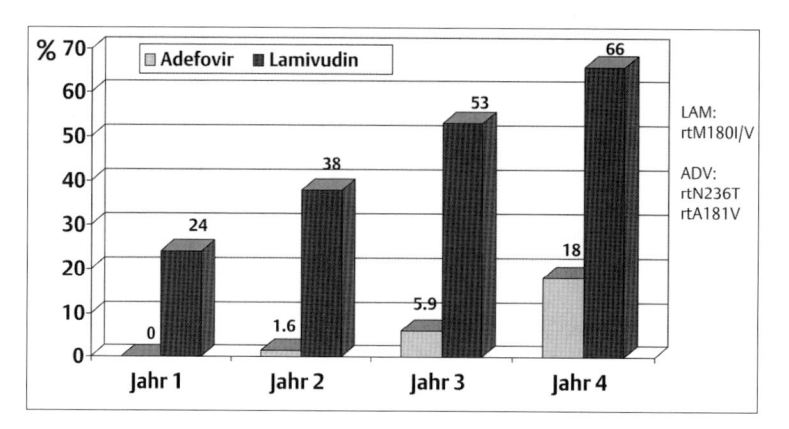

Abb. 2.3 Entwicklung von Resistenzen für Lamivudin und Adefovir bei langfristiger Gabe der Nukleo(t)sidanaloga.

Nukleo(t)sidanaloga

Die Therapie mit Nukleo(t)sidanaloga wird in der Regel als Langzeittherapie angesetzt. Vor diesem Hintergrund ist bei der Therapie mit Nukleo(t)sidanaloga die Entwicklung von Resistenzen durch Mutationen im Polymerasegen zu beachten (Abb. 2.3). Die Therapie mit Nukleo(t)sidanaloga sollte nach HBeAg-Serokonversion wenigstens 6 Monate fortgeführt werden. Nach den Leitlinien der AGA (American Gastroenterological Association) wird eine Fortführung der Therapie nach Serokonversion bis 6 Monate nach HBV-DNA-Negativierung empfohlen (Keeffe et al. 2004). Unabhängig vom eingesetzten Nukleo(t)-sidanalogon wird das Auftreten von resistenzvermittelten Mutationen verstärkt beobachtet, wenn die Virussuppression inkomplett ist. Die antivirale Wirksamkeit von Nukleo(t)sidanaloga ist sehr unterschiedlich (Abb. 2.4). Daher sollte spätestens nach 6 Monaten (besser früher) eine quantitative HBV-Bestimmung unter Therapie durchgeführt werden. Zeitpunkt und Höhe des für die Resistenzprädiktion relevanten HBV-DNA-Abfalls sind jedoch noch nicht klar definiert.

Findet sich eine unzureichende HBV-DNA-Suppression oder kommt es zu einem Wiederauftreten von HBV-DNA unter einer Nukleo(t)sidanalogatherapie, sollte ein anderes Nukleo(t)sidanalogon mit bekannter Wirksamkeit (z. B. Adefovir, Tenofovir bei Lamivudinresistenz) eingesetzt werden (Kuo et al. 2004; Levine et al. 2002; Perrillo et al. 2004; Peters et al. 2004; van Bommel et al. 2004). Es ist derzeit noch nicht abschließend zu beurteilen, ob eine „Add-on"-(Fortführung beider Nukleo(t)sidanaloga) oder eine „Switch-on"-Therapie (zeitlich limitierte Kombinationstherapie, dann Monotherapie) sinnvoll ist. Nach komplettem Absetzen von Nukleo(t)sidanaloga sind, insbesondere bei immunkompromittierten Patienten, fulminante Reaktivierungen der Hepatitis B beschrieben (Petry et al. 2000).

Lamivudin (Zeffix®)

Lamivudin ist ein Nukleosidanalogon, das die virale Polymerase inhibiert. Die Dosierung zur Therapie der Hepatitis B ist 100 mg pro Tag. Diese Dosierung ist niedriger als die zur HIV-Therapie verwendete Dosierung von 2 × 150 mg pro Tag. Die Nebenwirkungen bewegen sich in der Größenordnung einer Plazebogabe und sind damit für den Patienten deutlich günstiger als eine Interferongabe (Lok et al. 2003).

Initial führt die Gabe von Lamivudin bei den meisten Patienten zu einer hochgradigen Suppression der HBV-Replikation mit Abnahme der entzündlichen Aktivität (Dienstag et al. 1999; Lai et al. 1998). In verschiedenen Studien konnten nach 52-wöchiger Therapie HBeAg-Serokonversionsraten von 16–18% beobachtet werden (Dienstag et al. 1999; Lai et al. 1998). Eine HBV-DNA-Negativierung ($< 10^5$ Kopien/ml) findet man nach 52 Wochen Therapie bei ca. 50% (Lai et al. 1998). Wenn die Medikation nach einem Jahr abgesetzt wird, kommt es jedoch bei den meisten Patienten zu einem schnellen Rückfall der Virusreplikation und der entzündlichen Aktivität in der Leber (Dienstag et al. 1999). Wird die Therapie über mehrere Jahre angelegt, ist jedoch eine deutliche Verbesserung der histologischen Aktivität zu beobachten (Dienstag et al. 2003). Nach vier Jahren steigt die HbeAg-Serokonversionsrate außerdem weiter an und erreicht 47% (Chang et al. 2004b). Besonders Patienten mit fortgeschrittener und auch dekompensierter Le-

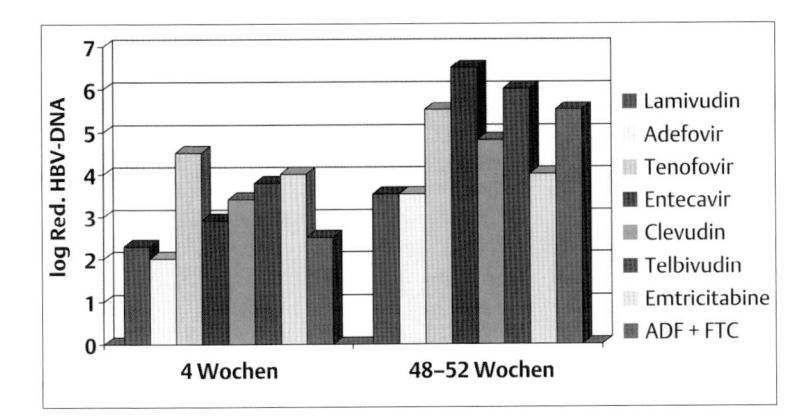

Abb. 2.4 Abfall der HBV-DNA als Maß der antiviralen Wirksamkeit der verschiedenen Nukleo(t)sidanaloga.

bererkrankung profitieren von einer Therapie (Liaw et al. 2004). Für Lamivudin ist nach 3-jähriger Therapie bei bis zu 60% der Patienten mit der Entwicklung einer YMDD-Mutation (M552V/M552I) im Polymerasegen zu rechnen (Chang et al. 2004 b).

Kombinationstherapie von Lamivudin mit Interferon

Die Mehrzahl der Studien mit einer IFN-Lamivudin-Kombinationstherapie ergab keinen Vorteil für die Kombinationstherapie gegenüber einer IFN-Monotherapie (Mutimer et al. 1998; Yalcin et al. 2003). Insbesondere große Studien zur Kombinationstherapie mit pegyliertem Interferon zeigten zwar eine stärkere Virussuppression unter der kombinierten Therapie, aber keine höheren langfristigen Ansprechraten als bei der alleinigen Interferontherapie (Janssen et al. 2005; Lau et al. 2005; Marcellin et al. 2004). Nur eine Studie mit konventionellem Interferon zeigte eine signifikant höhere HBe-Serokonversionsrate in der Kombinationsgruppe gegenüber der Interferon-Monotherapie für die per-protocol aber nicht für die „intent-to-treat" Analyse (29 vs. 19%, p = 0,12 bzw. 36 vs. 19%, p = 0,02 (Schalm et al. 2000).

Adefovir (Hepsera®)

Adefovir dipivoxil ist ein orales Prodrug von Adefovir. Adefovir ist ein Nukleotidanalogon, das die reverse Transkriptase und die DNA-Polymerase hemmt und auch geringe antiretrovirale Aktivität aufweist (Benhamou et al. 2001; Erhardt et al. 2004). Die Substanz ist mit 10 mg einmal pro Tag sehr gut verträglich, nur in höherer Dosierung wurden gelegentlich reversible Nierenschäden beobachtet. Bei der Anwendung von Adefovir wurden nach 2 Jahren in weniger als 3% der Patienten Mutationen im Polymerasegen (häufigste Mutation N236T) beobachtet, nach 3 Jahren stieg die Resistenzrate auf 5,9% und nach 4 Jahren stieg die Rate an Resistenzen auf bis zu 18% an (Hadziyannis et al. 2005 b, Hadziyannis et al. 2005a). In den Zulassungsstudien für HBeAg-positive und HBeAg-negative Patienten zeigte sich nach Gabe von Adefovir 10 mg pro Tag über 48 Wochen gegenüber Plazebo ein verbessertes virologisches, histologisches und biochemisches Ansprechen (Abb. 2.5 u. 2.6). Bei längerer Verabreichung von Adefovir zeigte sich bei HBeAg-positiven Patienten eine stetig zunehmende HBeAg-Serokonversion über eine Therapiedauer von bis zu 144 Wochen auf fast 46% (Marcellin et al. 2005) (Abb. 2.7). Bei HBeAg-negativen Patienten führte eine Verlängerung der Therapie dazu, dass die Zahl der Patienten mit negativer HBV-DNA bis zur Woche 144 auf 79% ansteigt und die Anzahl der Patienten mit normalen Transaminasen stabil 70% bleibt (Hadziyannis et al. 2005b) (Abb. 2.8). Bei diesen Patienten gibt es allerdings bisher keine Daten zum dauerhaften Therapieerfolg nach Absetzen der Substanz.

Die Wirksamkeit des Adefovir bei Patienten mit Lamivudinresistenz wurde nachgewiesen (Perrillo et al. 2004, Peters et al. 2004, Schiff et al. 2003, van Bommel et al. 2004, Westland et al. 2005). Die HBV-Genotypen spielen für die Ansprechrate auf Adefovir keine wesentliche Rolle (Westland et al. 2003). In ersten Studien bei naiven Patienten und Patienten mit Lamivudin-Resistenz konnte kein zusätzlicher Nutzen durch die kombinierte Gabe von Adefovir und Lamivudin im Vergleich zu einer Adefovir-Monotherapie nachgewiesen werden (Peters et al. 2004). In kleineren Studien und in vitro wurde eine additive antivirale Wirksamkeit gefunden (Delaney et

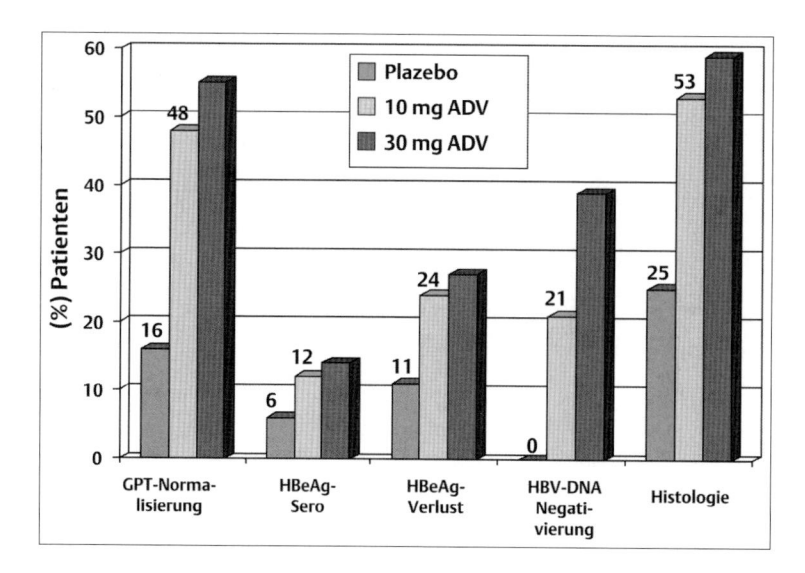

Abb. 2.5 Ansprechraten bei HBeAg-positiven Patienten nach einer Gabe von Adefovir über 48 Wochen.

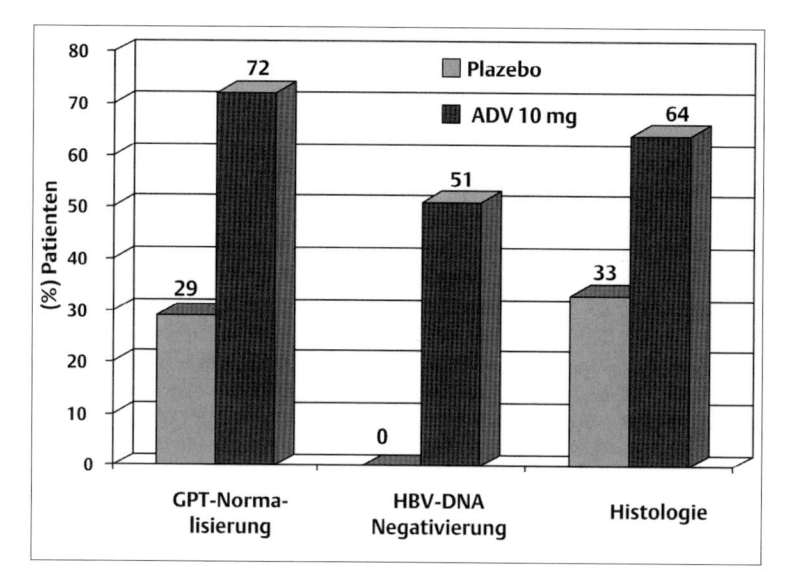

Abb. 2.6 Ansprechraten bei HBeAg-negativen Patienten nach einer Gabe von Adefovir über 48 Wochen.

al. 2004). Ob sich ein klinisch relevanter Einfluss bei einer längeren Kombinationstherapie im Hinblick auf die virale Resistenzentstehung und letztendlich auf das dauerhafte virologische Ansprechen findet, bleibt abzuwarten.

Tenofovir Disoproxil Fumarate (TDF, Viread®)

TDF ist das oral verfügbare Prodrug von Tenofovir. Tenofovir ist ein azyklisches Nukleotid mit inhibitorischer Aktivität gegenüber der reversen Transkriptase und ist dem Adefovir verwandt. Diese Substanz wurde bisher vor allem bei Patienten mit einer HIV-Infektion untersucht. Die Dosierung für TDF beträgt 300 mg pro Tag.

Das Nebenwirkungsspektrum der Substanz ist sehr gut. Studien zu HBV wurden bislang vorwiegend bei HIV/HBV-Koinfizierten durchgeführt und zeigten hier nach Lamivudinresistenz einen Abfall der HBV-DNA um ca. 5 Log-Stufen durch die Gabe von Tenofovir (Benhamou et al. 2003, Dore et al. 2004, Nunez et al. 2002). In der bisher größten Studie wurde nach Lamivudinresistenz die Wirksamkeit von Tenofovir vs. Adefovir untersucht (van Bommel et al. 2004). Hier wurde nach Tenofovir bei allen untersuchten 35 Patien-

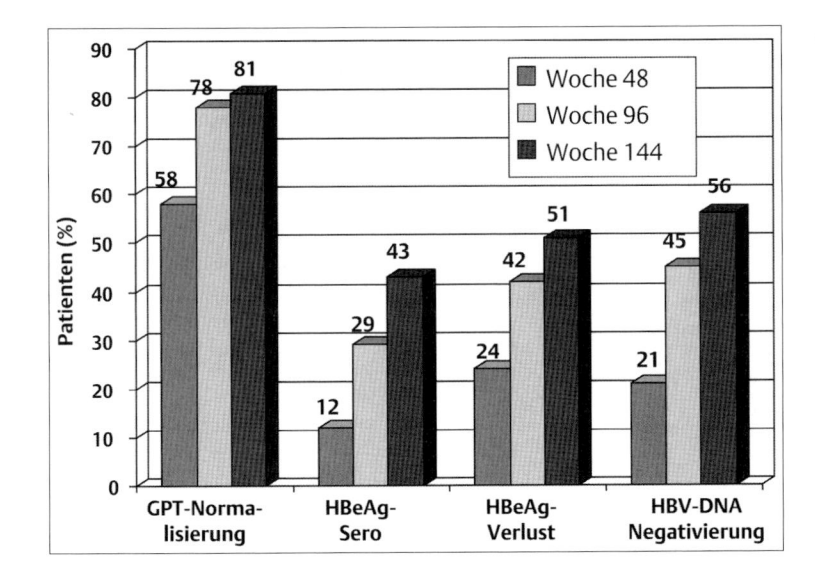

Abb. 2.7 Ansprechraten bei HBeAg-positiven Patienten nach einer Gabe von Adefovir über 144 Wochen.

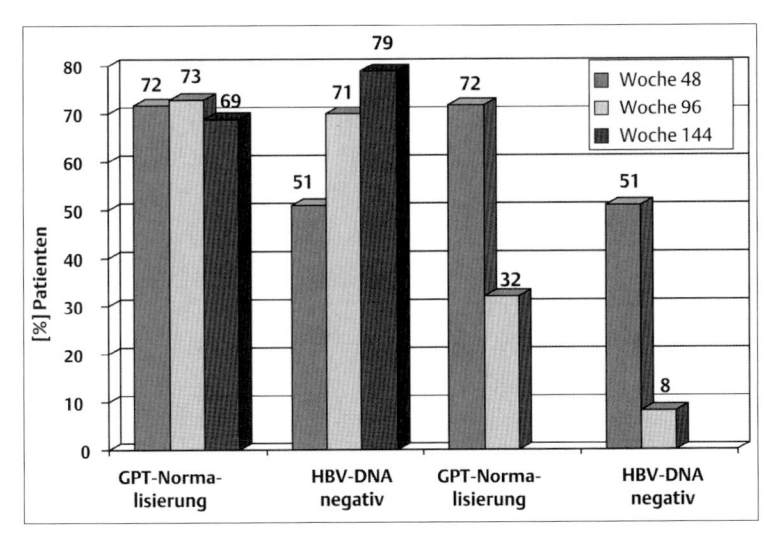

Abb. 2.8 Ansprechraten bei HBeAg-negativen Patienten nach einer Gabe von Adefovir über 144 Wochen.

ten im Vergleich zu 44 % der Patienten mit Adefovir ein Abfall der HBV-DNA unter 100 000 Kopien/ml beobachtet (p = 0,001) (van Bommel et al. 2004). Der Abfall der HBV-DNA betrug im Mittel 5,5 Log nach 48 Wochen. Nach einer Therapiedauer von bis zu 130 Wochen fand man bei 35 % der Patienten eine HBeAg-Negativierung und bei 14 % sogar eine HbsAg-Negativierung (van Bommel et al. 2004).

Emtricitabin (FTC, Emtriva®)

FTC ist ein Cytosin-Nukleosidanalogon mit antiviraler Potenz gegen HBV und HIV (Buti et al. 2003). Es unterscheidet sich von Lamivudin nur durch eine Fluorsubstitution am 5'-Ende des Nukleosids. Die Dosierung zur Therapie der Hepatitis B ist 200 mg am Tag (Gish et al. 2005). Es steht auch eine Kombinationsmedikation aus Tenofovir und Emtricitabin (Truvada®) zur Verfügung. Nach 2 Jahren fand sich eine HBV-DNA-Negativierung (< 4700 Kopien/ml) bei 53 % und eine HBeAg-Konversion bei 33 % (Gish et al. 2005).

Eine Normalisierung der GPT fand sich bei 85% (Gish et al. 2005). Insgesamt wurde FTC gut vertragen. Die Resistenzentwicklung stieg von 6% nach 48-wöchiger Therapie auf 19% nach 96 Wochen an (Gish et al. 2005). Die virale Resistenz gegenüber FTC (M204I/V ± L180M) entspricht nicht der YMDD-Mutation, die unter der Therapie mit Lamivudin beobachtet wird.

Entecavir (USA: Baraclude®)

Entecavir ist ein oral verfügbares Guanosin-Analogon, das mit einer täglichen Dosierung von nur 0,5 mg (bis 1 mg) pro Tag die stärkste antivirale Aktivität in der Gruppe der Nukleosidanaloga hat. Nach 48 Wochen Therapie fiel die HBV-DNA im Mittel um 7 Log-Stufen ab und 81% der Patienten hatten eine HBV-DNA < 300 Kopien/ml. Eine HBe-Ag Serokonversion wurde bei 21% der Patienten beobachtet (Chang et al. 2004a). Falls es nach 48 Wochen Therapie zu einer Konversion des HBe-Ag gekommen ist, so ist dieses Ansprechen auch nach Absetzen der Substanz bei ca. 80% der Patienten dauerhaft (Gish 2005). Wenn die Substanz bei HBe-Ag-negativen Patienten, die nach 48 Wochen mit einer HBV-DNA von < 300 Kopien/ml angesprochen hatten, abgesetzt wurde, blieb das virologische Ansprechen bei 48% der Patienten dauerhaft bestehen.

Entecavir ist auch gegenüber Lamivudin-resistenten HBV-Stämmen wirksam, jedoch ist die Wirksamkeit verglichen mit dem Wildtyp geringer (Lai et al. 2002, Tenney et al. 2004). Bei Lamivudinresistenz sollte Entecavir daher mit 1,0 mg pro Tag höher dosiert werden. Entecavir-assoziierte Mutationen wurden innerhalb des Behandlungszeitraums bei wenigen Patienten und dann vor allem bei vorbestehenden Resistenzen gegen Lamivudin beobachtet. Die Substanz wurde mit einem ähnlichen Nebenwirkungsprofil wie Lamivudin gut toleriert (Lai et al. 2002; Tenney et al. 2004). Interessanterweise scheint das Ansprechen auf Entecavir anders als bei den vorgenannten Substanzen nicht von der Höhe der GPT abhängig zu sein.

Neue Therapieoptionen

Remofovir ist wie das Adefovirdipivoxil ein Prodrug des PMEA (Phosphonyl-methoxyethyl-adenin) und wird relativ selektiv über das Cytochrom Cyp3A in der Leber umgewandelt. Damit soll die bei Adefovir dosislimitierende Nephrotoxizität umgangen werden.

L-dT (Telbivudine), L-FMAU (Clevudine) und ACH 126-443 (β-L-Fd4C) stellen eine Gruppe von potenten natürlichen Nukleosiden dar, die in der β-L Konfiguration vorliegen. Die Medikamente befinden sich derzeit in Phase-II/III-Studien (Lai et al. 2005).

Eine neue Klasse nicht nukleosidischer Inhibitoren stellen Heteroaryldihydropyrimidin-Derivate wie Bay 41-4109 dar, die die Kapsidbildung des HBV verhindern, ohne die Synthese der viralen Proteine selbst zu unterdrücken (Deres et al. 2003). Ob kurze RNA-Fragmente von 21–23 Nukleotiden, so genannte siRNAs (small interfering RNAs), die die Translation von viralen Proteinen in vitro und im Tiermodell hemmen, beim Menschen angewendet werden können, ist wegen der Schwierigkeiten des Gentransfers noch unklar (Klein et al. 2003).

Problempatienten

Patienten mit Leberzirrhose

Für Patienten mit kompensierter Leberzirrhose im Stadium CHILD A gelten die allgemeinen Therapieempfehlungen. Bei Patienten mit fortgeschrittener Leberzirrhose (CHILD B und C) ist Interferon kontraindiziert. Nukleosidanaloga sollten als Ersttherapie eingesetzt werden. In einer prospektiven, plazebokontrollierten Studie an 651 Patienten konnte bereits nach durchschnittlich 32,4 Monaten durch die Gabe von Lamivudin bei Patienten mit Zirrhose oder schwerer Fibrose das Eintreten einer hepatischen Dekompensation, eines HCC, einer spontan bakteriellen Peritonitis, einer Varizenblutung oder eines leberbedingten Todes von 17,8 auf 7,8% signifikant gesenkt werden (Liaw et al. 2004).

Die folgenden Empfehlungen basieren im Wesentlichen auf den Leitlinien der DGVS/Hep-Net (Blum et al. 2004).

Fulminante Hepatitis: Trotz der im Allgemeinen niedrigen HBV-DNA-Spiegel bei fulminanter Hepatitis B weisen erste Studien auf die Wirksamkeit einer Lamivudintherapie hin.

Schwangerschaft: Eine Indikation zur Therapie in der Schwangerschaft besteht in der Regel bei schwerem Verlauf mit Gefährdung der Schwangeren und bei Patientinnen mit hoher Virämie. In diesem Fall ist Lamivudin zu empfehlen, Adefovir ist eine Alternative. In einer vorläufigen Studie an 114 hochvirämischen Patientinnen konnte durch eine von der 32. SSW bis 4 Wochen postpartal reichende Lamivudin-Therapie die

Tab. 2.2 Dosisanpassung von Lamivudin und Adefovir bei Niereninsuffizienz

	Kreatininclearance (ml/min)				Hämodialyse
	≥ 50	49–20	19–10		
Adefovir	10 mg alle 24 h	10 mg alle 48 h	10 mg alle 72 h		10 mg alle 7 Tage post Dialyse
	≥ 50	49–30	29–15	14–5	
Lamivudin	100 mg alle 24 h	100 mg 1. Tag, 50 mg Erhaltung/Tag	100 mg am 1. Tag, 25 mg Erhaltung/Tag	35 mg am 1. Tag, 15 mg Erhaltung/Tag	35 mg am 1. Tag, 10 mg Erhaltung/Tag

HBsAg-Prävalenz bei den Kindern von 39 auf 18 % gesenkt werden (Xu et al. 2004.) Interferone sind während der Schwangerschaft kontraindiziert. Neugeborene sollten durch eine aktive/passive Impfung postpartal vor der Infektion geschützt werden. Eine Sectio zur Risikominimierung der Übertragung ist in der Regel nicht nötig.

Hepatitis B vor Lebertransplantation: Bei einer replikativen Hepatitis B sollten Nukleo(t)sidanaloga (Lamivudin oder Adefovir) aufgrund ihres günstigen Nebenwirkungsprofils eingesetzt werden. Es zeichnet sich ab, dass ein frühzeitiger Beginn der antiviralen Therapie die Leberfunktion stabilisieren oder sogar verbessern kann (Liaw et al. 2004).

Hepatitis B bei Organtransplantierten: Es wird empfohlen, nach Lebertransplantation ein Nukleo(t)sidanalogon mit Hepatitis-B-Immunglobulin (HBIg) zu kombinieren. HBIGg wird intraoperativ während der anhepatischen Phase (10 000 IE) und anschließend täglich bis zum Verschwinden von HbsAg im Serum gegeben. Danach wird ein Titer von > 100 IU/l angestrebt durch Gaben von 1500–2000 HBIg 1- bis 4-mal im Monat. Bei Reinfektion des Transplantates sollte die HBIg-Gabe gestoppt werden. Bei Transplantation von anderen Organen wird die Gabe eines Nukleo(t)sidanalogons angeraten.

Anti-HBc-positiver Organspender: Die Infektion eines HBsAg-negativen Empfängers durch ein Organ eines anti-HBc-positiven Spenders ist bei der Herz- oder Nierentransplantation selten, bei der Lebertransplantation sind Infektionen etwas häufiger. Der Empfänger sollte bei Listung gegen Hepatitis B geimpft werden. Eine HBIG-Gabe kann nach Lebertransplantation bei einem anti-HBs von < 100 U/ml notwendig sein.

HBsAg-positiver Patient unter Chemotherapie: Die Inzidenz von HBV-Reaktivierungen durch eine Chemotherapie liegt bei 15–50 %, nach Knochenmarktransplantation (KMT) bei bis zu 75 %. Lamivudin kann zur Prophylaxe und Therapie eingesetzt werden. Bei Patienten mit malignen Lymphomen genügt die Fortführung der Therapie einen Monat nach Ende der Chemotherapie. Bei allogener KMT ist dagegen eine 52-wöchige Therapie mit Lamivudin sinnvoll. Zum Adefovir liegen keine Daten vor, eine vergleichbare Wirksamkeit ist aber wahrscheinlich.

Patienten mit fortgeschrittener Niereninsuffizienz und Hämodialysepatienten: Die Indikation zur Therapie unterscheidet sich nicht von nierengesunden Patienten. Standard-IFN braucht bei Dialyse trotz der verlängerten Halbwertszeit nicht in reduzierter Dosis gegeben werden, PEG-IFN-α-2a sollte bei der Hämodialyse mit einer initialen Dosis von 135 µg verabreicht werden. Lamivudin und Adefovir sollten bei Niereninsuffizienz in der Dosis angepasst werden (Tab. 2.2).

Literatur beim Autor

E-Mail: erhardt@uni-duesseldorf.de

New Aspects in the Treatment of Hepatitis B in HIV/HBV-Coinfected Patients

M. Puoti, P. Nasta, G. Carosi

Rationale for treatment of HBV co-infection in anti-HIV seropositives

The widespread use of potent combinations of antiretrovirals has radically reduced the AIDS-related mortality in people living with HIV in developed countries. Then competing pathological conditions have emerged in the last years. Among them liver disease plays a major role being the leading cause of morbidity and mortality in patients exposed to blood and blood products. Six to 10% of people living with HIV have a chronic infection with the Hepatitis B virus; then HBV is one of the major causes of liver injury in these patients (Soriano et al. 2005). HIV worsens the course of hepatitis B and is associated with an increased liver related mortality in HBsAg carriers (Puoti et al. 2006). In addition, hepatitis B co-infection is associated with a poorer tolerability of HAART because of the more frequent incidence of HAART related liver enzymes elevations (Wit et al. 2003). These are the main reasons to treat hepatitis B in HIV infected persons.

Objectives of treatment

In HIV-HBV co-infection the treatment has two classes of objectives: those related to hepatitis B and those related to HIV. The main goal related to HBV is to decrease liver related mortality through the prevention of decompensated cirrhosis and hepatocellular carcinoma which are the life-threatening consequences of this infection. However these are long-term outcomes. Then, as for anti-HIV therapy, we need surrogate end points in order to assess the efficacy of available treatment options. There are several surrogate end-points defining virological, immunological, biochemical and histological responses to treatment. Taking them into consideration, the goals of HBV treatment may be categorized into several steps, from less to more ambitious. Firstly, treatment should pursue suppression of HBV replication, as reflected by the achievement of significant reductions or clearance of serum HBV-DNA. Secondly, therapy may shift HBV infection from HBeAg+ to anti-HBe. Therapy should provide a reduction of liver inflammation and then a reduction or normalization of ALT and halt the progression of liver fibrosis, with an improvement in liver histology. In most instances, the prolonged suppression of HBV replication leads to histological improvement, induces a significant decrease or normalization of aminotransferase levels and prevents disease progression to cirrhosis and end-stage liver disease. Finally and ideally any anti-HBV therapy should pursue the disappearance of serum HBsAg and development of anti-HBs. However, this goal is very difficult to achieve in clinical practice because the pool of the major transcriptional template of HBV in the liver, the cccDNA, escapes the direct antiviral effect of most anti-HBV drugs (Soriano et al 2005).

There are other goals related to the management of HIV infection, which is the clinical priority in co-infected patients. The first is a positive goal. HBV treatment may decrease the risk of HAART-related liver enzymes elevations in HBV infected subjects. In addition, treatment of hepatitis B should not have any detrimental effect on the course of HIV disease and any interference with antiretroviral therapy. Then anti-HBV drugs should not have additional toxicity or drug-drug pharmacological interactions with antiretrovirals and they must not favour the appearance of antiretroviral resistant mutants.

Therapeutic tools

Mechanisms of action of anti HBV drugs

We have two different classes of anti-HBV drugs with different mechanisms of action. IFN-α (IFN) is a cytokine that is specifically fixed on high-affinity receptors at the surface of target cells. IFN-receptor fixation triggers a cascade of intracellular reactions leading to activation of numerous IFN-inducible genes. Data from gene expression profiling studies showed that in cells exposed to IFN out of 4600 genes 50 are upregulated in all cell lines, 60 are induced with a cell type-specificity and 31 are repressed. The products of these genes are the mediators of the various cellular actions of IFN. In HBV infected liver cells IFN inhibits virus entry, virus budding and assembly of viral particles. In addition IFN enhances expression of MHC class I on dendritic cells and thus increases HBV antigen presentation to CD4 cells and CD8 mediated cytotoxicity (Thomas H et al. 2003).

Antivirals inhibit replication of viral genomes but do not or minimally change ccDNA cell concentration that is the reservoir of virus genome. Then IFN is a nonspecific drug and has many side effects, but is a one-shot therapy. On the other hand antivirals are very specific and have few side effects but their withdrawal is associated with reappearance of viral replication if there are still liver cells carrying ccc HBV DNA. The kinetics of the renewal of liver cells and the impact of antivirals on ccDNA are still undefined. Then optimal duration of antivirals-induced suppression of HBV replication has still to be established (Thomas H et al. 2003).

Characteristics of anti HBV drugs

The impact of anti-HBV treatment on HIV infection is a key point in the treatment of co-infection. In fact the replication of two viruses shares a phase of reverse transcription of RNA and then some reverse transcriptase inhibitors are active on both viruses. These agents cannot be used outside from an antiretroviral combination therapy in persons living with HIV. The other two key points for the classification of these tools are the potency of these antivirals and their genetic barrier (i.e. the propensity to induce the occurrence of resistant mutants). Fig. 2.9 summarizes the main characteristics of anti-HBV agents.

Lamivudine (LAM) is a potent anti-HBV drug but its genetic barrier is low. Emtricitabine (FTC) probably has a slightly better genetic barrier. Entecavir (ETV) is an antiviral without anti-HIV activity; it is very potent and the occurrence of resistant mutants has been described only in patients with lamivudine-resistant mutants. Tenofovir (TDF) is slightly less potent than entecavir, but mutants with phenotypic resistance to tenofovir still have to be described. Adefovir (ADF) is a nucleotide analogue active against HBV at doses without anti-HIV activity; however, the absence of impact of adefovir monotherapy on the occurrence of mutations in the reverse transcriptase HIV gene in position 65 that is associated with resistance to tenofovir still has to be demonstrated conclusively.

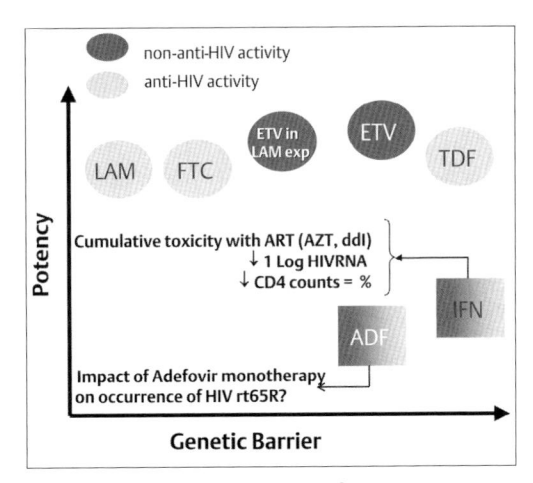

Fig. 2.9 Anti-HBV drugs in HIV infection.

IFN is an immune modulator with several antiviral activities. No HBV-IFN resistant mutants have been consistently identified. Trials on the use of IFN as an anti-HCV agent have demonstrated that it has an anti-HIV activity inducing a 1 log drop of HIV-RNA but is also associated with a reversible drop in CD4 absolute counts and has a bone marrow toxicity that is additive to that of zidovudine (Torriani et al. 2004). Another important issue in defining the characteristics of therapeutic tools for HIV-HBV co-infection is their cross resistance. Mutations in position 204 of HBV-DNA pol gene induced by exposure to lamivudine reduce the sensitivity of viral strains to other nucleoside analogues such as telbivudine, clevudine and emtricitabine. Occurrence of Entecavir clinical resistance is controversial, as however; phenotypically resistant strains show preserved mutations associated with resistance to lamivudine, there is the need for higher entecavir doses in lamivudine-experienced patients. Lamivudine resistant mutants have a good sensitivity to both adefovir and tenofovir; on the contrary mutations associated with resistance to adefovir have a mild impact on the sensitivity to other nucleoside analogues (Fung et al 2004; Yang et al 2005). The occurrence of HBV mutations associated with resistance to antivirals is higher in HIV-co-infected persons, probably because of the higher levels of HBV replication (data on HBV res to lam in HIV). However, occurrence of resistance has still to be demonstrated in patients treated with a combination of nucleosides and nucleotides even after respectively four and three years of follow-up in small cohorts of co-infected patients (Thio et al. 2005; Benhamou et al. 2005).

Data on the efficacy of anti-HBV treatment

Most of the data on the efficacy of anti-HBV treatment in HIV-infected persons come from observational studies or from trials on anti-HIV efficacy of antiretrovirals with dual anti-HIV and anti-HBV activity. Randomised controlled trials on anti-HBV agents specifically conducted in anti-HIV seropositives are still in progress.

Data from observational studies

Data on the efficacy of IFN treatment in HBV-HIV co-infected patients come from studies performed in the pre-ART era. Most of them have been started before 1985 and have included patients resulted to be HIV co-infected after the availability of assays for anti-HIV reactivity. The cumulative analysis of these data shows that the proportion of patients showing anti-HBe seroconversion was higher in patients assigned to IFN than that observed in those assigned to placebo. In fact it was observed in 7 out of 61 IFN-treated patients versus none out of 46 treated with placebo with a pooled rate difference of 0.08. However, a meta-analysis showed that the rate of seroconversion in HIV-infected patients was lower than that observed in HIV-uninfected patients with an OR of 0.38 (Soriano et al. 2005). The largest experience has been reported for lamivudine. The rate of HBV-DNA negativisation in dot blot declined from 87% after the first year to 9% after 4 years because of the 20% per year occurrence of lamivudine resistant mutants. However, more than 20% anti-HBe seroconversion has been reported even if its durability was not defined in any study (Soriano et al. 2005). A meta-analysis of two different studies demonstrated that emtricitabine is able to induce a significant inhibition of HBV replication in anti-HIV-infected persons that was similar to that observed in anti-HIV seronegatives. In an observational study adefovir was added to lamivudine in a cohort of 35 HIV-HBV-coinfected patients. These patients have been followed up for five years and a continuous and slow increase in the proportion of subjects with undetectable HBV-DNA and ALT normalization has been observed over time without occurrence of clinical resistance (Benhamou et al. 2005).

Several observational studies have demonstrated the efficacy of tenofovir used as a component of ART on HBV-DNA replications (Thio et al. 2005). Most of the patients included in these studies were lamivudine-resistant. Ninety-three cases have cumulatively been reported in published papers. HBV-DNA decreased of more than 3.5 log in all patients after 24 weeks and of more than 4 log at 48 and more weeks. Anti-HBe and anti-HBs seroconversions have been reported in one series respectively in 35% and 25% of patients treated for one year or more. Additionally, 268 patients have been reported in abstracts with a 30 to 50% rate of PCR negativization after 24 weeks of treatment.

Data from randomized controlled trials

Currently two trials on the efficacy of anti-HBV therapy have been conducted in HIV-infected persons and preliminary data of these studies have recently been presented as abstracts. In one study lamivudine-experienced HIV-HBV co-infected patients have been randomized to continue lam (lamivudine) or to add entecavir. Entecavir-lamivudine combinations induced a significantly higher inhibition of HBV replication after 12 and 24 weeks (Pessoa et al. 2005).

In a study by Peters 52 HIV+ lamivudine-resistant patients with chronic hepatitis B were randomized to receive adefovir or tenofovir. Even if there was no significant difference in HBV-DNA kinetics HBV-DNA levels were 1 log higher in those treated with adefovir at week 48 (Peters et al. 2005).

Guidelines for treatment of HIV-HBV co-infection

Because of the lack of strong evidence from clinical trials most indications for day by day clinical practice come from the opinion of experts and then from guidelines.

A consensus conference on the treatment of chronic hepatitis C and B in HIV co-infected patients was held in Paris in March 2005 (Alberti et al. 2005). A jury of virologists, epidemiologists, hepatitis and HIV doctors after hearing several lectures from experts in the field of co-infection, wrote a short statement that was published in

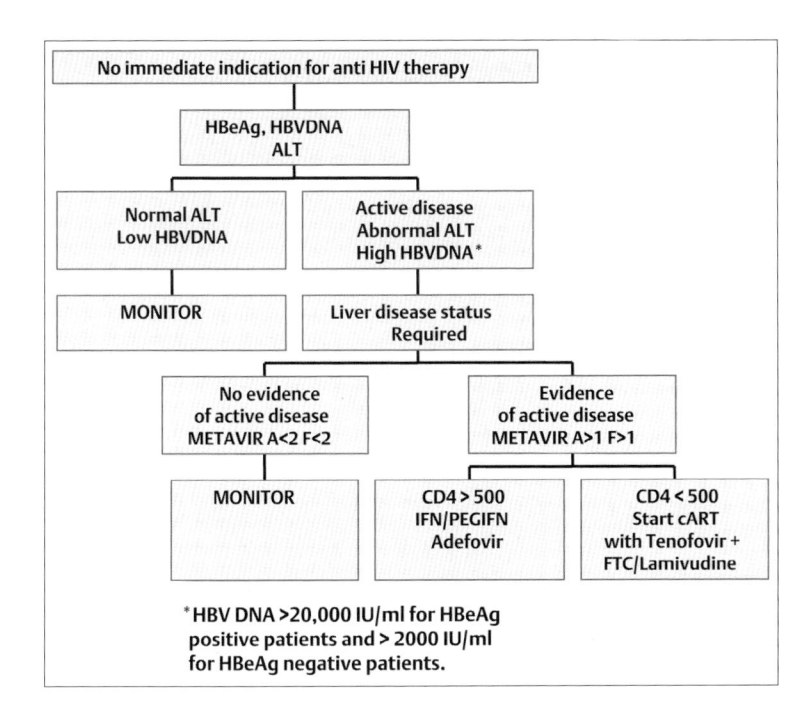

Fig. 2.**10** Management and therapeutic options in HBV/HIV co-infected patients with no immediate indication for HIV treatment (from Alberti et al. J Hepatology 2005).

the Journal of Hepatology. The jury identified three key issues for anti-HBV treatment in HIV-infected patients: the need for combination antiretroviral treatment, the stage of liver disease (defined by HBeAg status, HBV-DNA levels, ALT levels and liver histology or diagnosis of cirrhosis) and previous exposure to lamivudine. The experts prepared two algorithms for the treatment of hepatitis B in two scenarios.

In the first scenario (illustrated in Fig. 2.**10**) they have taken into consideration patients without indication for anti-HIV treatment. The jury proposed to assess the status of liver disease in these patients including also a liver biopsy in the workup of persons with elevated ALT and high HBV-DNA. In these subjects in the presence of significant necro-inflammatory changes and of fibrous septa, the jury suggested anti-HBV treatment conducted with pegylated IFNs or adefovir in patients with CD4 > 500 or with an earlier start of ART including tenofovir and emtricitabine or lamivudine in those with CD4 lower than 500 (Alberti et al. 2005).

In patients with immediate indication for anti-HIV therapy and without cirrhosis the jury supported a watchful waiting strategy for those with low HBV-DNA who were allowed to any ART combination. In patients with high HBV-DNA the supported treatment with a combination of lamivudine or emtricitabine plus tenofovir and the adjunction or the use of tenofovir as a part of ART in patients bearing lamivudine-resistant mutants. The use of combination treatment with lamivudine or emtricitabine and tenofovir was advised in all cirrhosis patients independently from HBV-DNA levels (Fig. 2.**11**).

However, in 2005 at least 4 documents have been published defining guidelines for treatment of HBV/HIV co-infection. In addition to the European consensus conference document there is the document published on AIDS on behalf of an international panel of experts (Soriano et al. 2005), the section on treatment of HBV-HIV co-infection reported in the guidelines of the U.S. Department of Health and Human Services (DHHS 2005) and the guidelines on HBV-HIV co-infection from the British HIV Association (BHIVA 2005). There is substantial agreement on when to start treatment in patients without indication to treat HIV. The beginning of anti-HBV treatment is controversial only in patients with mild histology and abnormal ALT. However, there is a substantial disagreement on how to start anti-HBV treatment in patients without immediate indication for anti-HIV therapy.

```
                    Immediate indication for anti HIV therapy
    ┌───────────────────────┬───────────────────────┬───────────────────────┐
    Low HBVDNA*              High HBVDNA*                    Cirrhosis
    │                    ┌─────────┴─────────┐                  │
 Any cART           Lamivudine naive    Lam resistant HBV    cART with
 Monitor HBVDNA     cART with Tenofovir +                   Tenofovir +
 Monitor Liver      FTC/Lamivudine                          FTC/Lamivudine
 Function
                                        Substitute 1 NRTI
                                        with Tenofovir or
*HBV DNA >20,000 IU/ml for HBeAg positive patients   add Tenofovir
and >2000 IU/ml for HBeAg negative patients.
```

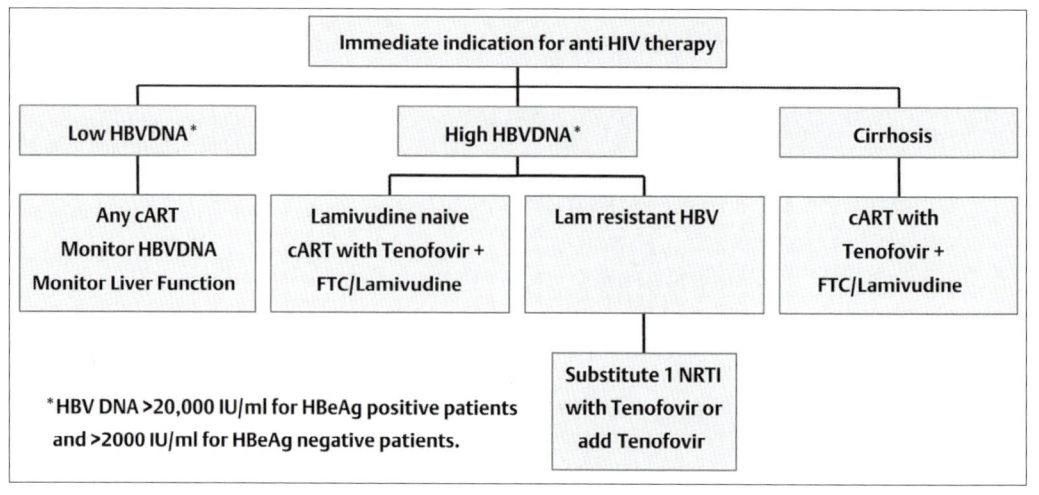

Fig. 2.**11** Management and therapeutic options in HBV/HIV-co-infected patients with immediate indication for HIV treatment (from Alberti et al. J Hepatology 2005).

In the 4 different guidelines the questions on when and how to switch in patients without indication for antiretroviral therapy do not find any answer. Poor tolerability is an obvious reason to switch any drug; no guideline, however, gives any definition of lack of efficacy. Furthermore, no guideline suggests how to switch in patients with intolerance or failure of first line therapy.

In patients with an indication for antiretroviral treatment the guidelines are homogeneous: there is disagreement only for patients with mild histological changes, high HBV-DNA levels and persistently normal ALT.

All guidelines support the use of a combination of tenofovir plus lamivudine or emtricitabine, in lamivudine-naïve patients and the adjunction of tenofovir as a supplemental drug or as a part of ART in patients taking only lamivudine or emtricitabine.

In patients with an indication to anti-HIV treatment, but without indication for anti-HBV treatment DHHS guidelines support an anti-HBV drugs-sparing strategy advising not to use tenofovir or lamivudine or emtricitabine, other guidelines on the contrary leave doctors free to prescribe the most convenient anti HIV-therapy.

Impact of anti-HBV treatment on liver-related morbidity and mortality

Data from the Italian Cohort of Naive seropositives demonstrated that the use of lamivudine containing HAART in HBsAg chronic carriers reduced the risk of hospitalization due to decompensate liver disease not only in univariate but also in multivariate analysis (Puoti et al. 2005).

Preliminary data from a multicohort retrospective study aimed at assessing the impact of dual anti-HIV and anti-HBV therapy with lamivudine on the risk of liver-related death have recently been reported. This study recruited 2041 HBsAg positive persons living with HIV with a median follow-up of 4 years. Fifty seven liver-related deaths have been observed during this period. Lamivudine exposure was independently associated with a 23% decrease of the risk of liver-related death in Poisson regression analysis (Puoti et al. 2006).

Conclusions

In conclusion management of HBV co-infection is mandatory in HIV-infected persons. A large tool box is available but there are only few evidence-based data coming from randomised controlled studies; then management of HBV infection in persons living with HIV is still in a "pre-evidence based era". Expert opinions could help us and in the last year four different guidelines for the management of HBV-HIV co-infection have been published; they are roughly concordant even if there is substantial disagreement on how to treat patients without indications for anti-HIV therapy and the guidelines leave unresolved the issue on when and how to switch patients with poor tolerability or failure of first line therapy. Recent preliminary data clearly show that the implementation of anti-HBV therapy as a part of ART including agents with dual anti-HIV and anti-HBV activity is associated with a decrease of liver-related morbidity and mortality in HIV-HBV co-infected patients. Then, as more therapeutic tools will be available, a decrease of HBV-related liver mortality could be expected in the next years in persons living with HIV in developed countries.

Literatur beim Autor

E-Mail: massimopuoti@libero.it

Resistenzentwicklung gegenüber Hepatitis-B-Virus (HBV) Polymeraseinhibitoren

F. van Bömmel, T. Berg

Einleitung

Die Hepatitis-B-Virus(HBV)-Infektion stellt ein globales Gesundheitsproblem dar: Weltweit sterben jährlich ca. 1 Millionen Menschen an den Folgen der chronischen Hepatitis B, d.h. an dekompensierter Zirrhose bzw. hepatozellulärem Karzinom (HCC) (Lok et al. 2002). Die therapeutischen Optionen bei chronischer HBV-Infektion haben sich in den letzten Jahren deutlich verbessert. Inzwischen sind in Europa vier Medikamente zur Behandlung der chronischen Hepatitis B zugelassen: die Immunmodulatoren Standard-Interferon-α sowie Peg-Interferon-α-2a, das Nukleosidanalogon Lamivudin (3TC) in einer Dosierung von 100 mg/d und das Nukleotidanalogon Adefovir dipivoxil (ADV) in einer Dosierung von 10 mg/d. Für das Nukleosidanalogon Entecavir (ETV) wird eine Zulassung Ende 2006 in Deutschland erwartet (Dosierungen: 0,5 mg/Tag bei unvorbehandelten Patienten und 1,0 mg/Tag bei Lamivudin-Resistenz). Weitere gegen HBV wirksame Nukleosid- bzw. Nukleotid-(Nukleos(t)id)-Analoga wie Emtricitabine, Clevudine, Tenofovir Disoproxil Fumarat (TDF), Pradefovir, Torcitabine, Telbivudine, Amodoxovir und Alamifovir befinden sich in der klinischen Entwicklung (Tab. 2.**3**) (Chang et al. 2005, Chang et al. 2004, Marcellin et al. 2003, Lai et al. 2005, Gish et al. 2005, Craxi et al. 2003, Lau et al. 2005)

Ziel der antiviralen Therapie ist eine anhaltende Suppression der HBV-DNA mit Normalisierung der Transaminasen (Mommeja-Marin et al. 2003). Eine Ausheilung der HBV-Infektion mit Verlust des HBsAg und Bildung von anti-HBs-Antikörpern wird mit den heutzutage zur Verfügung stehenden Medikamenten nur in Ausnahmefällen (< 5%) erreicht (Lau et al. 2005). Während die Interferon-basierte Therapie wegen der Nebenwirkungen nur über einen begrenzten Zeitraum erfolgen kann, werden die Nukleos(t)id-Analoga in der Regel zur Langzeittherapie eingesetzt (Tab. 2.**4**). Durch die durch Nukleo(t)sidanaloga induzierte Suppression der Hepatitis-B-Virämie können die Spätkomplikationen wie die Zirrhose- und HCC-Entwicklung reduziert oder verhindert werden (Mommeja-Marin et al. 2003, Liaw et al. 2004). Die mit der Selektion spezifischer HBV-Mutanten assoziierte Resistenzentwicklung gegenüber Nukleo(t)sidanaloga limitiert jedoch in vielen Fällen ihren effektiven Einsatz in der Langzeitanwendung. Mehrere Studien belegen inzwischen eindrücklich, dass der erneute Anstieg der HBV-DNA-Replikation in der Folge der Resistenzentwicklung mit einem Progress der HBV-Erkrankung und deren Komplikationen assoziiert ist (Abb. 2.**12**) (Liaw et al. 2004, Benhamou et al. 1999, Bessesen et al. 1999, Lai et al. 2003, Chen et al. 2005). In Einzelfällen (insbesondere bei Patienten mit fortgeschrittener Fibrose bzw. Zirrhose) kann der mit der Resistenzbildung verbundene deutliche Anstieg der HBV-Replikation ein Leberversagen auslösen. Im Folgenden möchten wir die Mechanismen sowie das diagnostische und therapeutische Management bei der Resistenzentwicklung gegenüber Nukleo(t)sidanaloga darstellen.

Molekulare Wirkmechanismen von Nukleo(t)sidanaloga

Die antivirale Effektivität aller Nukleo(t)sidanaloga beruht auf der Hemmung der viralen Polymerase (Abb. 2.**13**). In Abhängigkeit von der jeweiligen Substanz sind jedoch unterschiedliche molekulare Mechanismen an der Inhibition beteiligt. So führt z.B. Lamivudin im Wesentlichen zu einer Inhibition der Minusstrang HBV-DNA-Synthese, während Adefovir die Primingreaktion der Polymerase verhindert (siehe Tab. 2.**3**) (Zoulim et al. 2004, Seigneres et al. 2002). Nukelo(t)sidanaloga unterscheiden sich in ihrer chemischen Struktur durch die Anwesenheit einer Phosphatgruppe am Ende des Riboserings. Zusätzlich besitzen die azyklischen Nukleotidanaloga durch die azyklische („offene") Konformation ihres Ribose-Ringes eine größere strukturelle Flexibilität im Vergleich zu den Nukleosidana-

Tab. 2.3 Medikamente zur Behandlung der chronischen Hepatitis-B-Virus-Infektionen

Substanz	Klasse	biologisches Analogon	Entwicklungsphase	Aktivität gegen HIV	Aktivität gegen YMDD-Mutanten	Wirkungsmechanismen
Nukleosid-Analoga						
Lamivudin (3TC)	Pyrimidin	Cytidin	zugelassen	+	–	inhibiert DNA(–)-Strang-Synthese
Emtricitabin (FTC)	Pyrimidin	Cytidin	III	+	–	inhibiert DNA(–)-Strang-Synthese
Racivir (RCV, 50:50 racematische Mischung aus [+] und [–] Enantiomeren von FTC)	Pyrimidin	Cytidin	II	+	–	inhibiert DNA(–)-Strang-Synthese
Valtorcitabin (Prodrug von LdC)	Pyrimidin	Cytidin	III	–	–	inhibiert DNA(–)-Strang-Synthese
Telbivudin (LdT)	Pyrimidin	Thymidin	III	–	–	n. a.
Clevudine (L-FMAU)	Pyrimidin	Thymidin	II	–	±	schwache Inhibition der Primingreaktion, starke Inhibition der DNA (+)-Strang-Synthese
Amdoxovir (DAPD)	Purin	Guanin	II	+	+	inhibiert die Primingreaktion der reversen Transkription und DNA (–)-Strang-Synthese
Entecavir (ETV)	Purin	Guanin	zugelassen	–	(+)	inhibiert DNA(–)-Strang, (+)-Strang-Synthese und Primingreaktion der reversen Transkription
Nukleotid-Analoga						
Adefovir (ADV, PMEA)	Purin	Adenin	zugelassen	+	+	inhibiert die Primingreaktion der reversen Transkription
Pradefovir (Cyclodiester Prodrug von PMEA)	Purin	Adenin	II	+	+	inhibiert die Primingreaktion der reversen Transkription
Alamifovir	Purin	Adenin	I	n. a.	+	inhibiert die Primingreaktion der reversen Transkription und virale Verpackung
Tenofovir (TDF, PMPA)	Purin	Adenin	III	+	+	inhibiert die Primingreaktion der reversen Transkription
Interferon						
Interferon-α			zugelassen	n. a.	+	n. a.
pegyliertes IFN α-2a			zugelassen	n. a.	+	n. a.

Tab. 2.4 Antivirale Effektivität von HBV-Polymeraseinhibitoren nach 48 Wochen Behandlung

Substanz	Dosis/Tag	mittlerer Rückgang der HBV DNA (log10 Kopien/mL)	HBV DNA unter Nachweis	HBeAg Serokonversion
Lamivudin	100 mg	−4,57 − −5,8	32–40%	20–22%
Emtricitabine	200 mg	−2,67	55%**	23%
Telbivudine	600 mg	−5,49	61%	31%
Entecavir	0,5 mg	−6,98	69%	21%
	1 mg*	−5,06	26%	4%
Adefovir	10 mg	−3,57	21%	12%
Tenofovir	300 mg	−5,5	100%	35%†

* Patienten mit Lamivudin-Resistenz
** untere Nachweisgrenze 4700 Kopien/ml
† HBeAg-Verlust

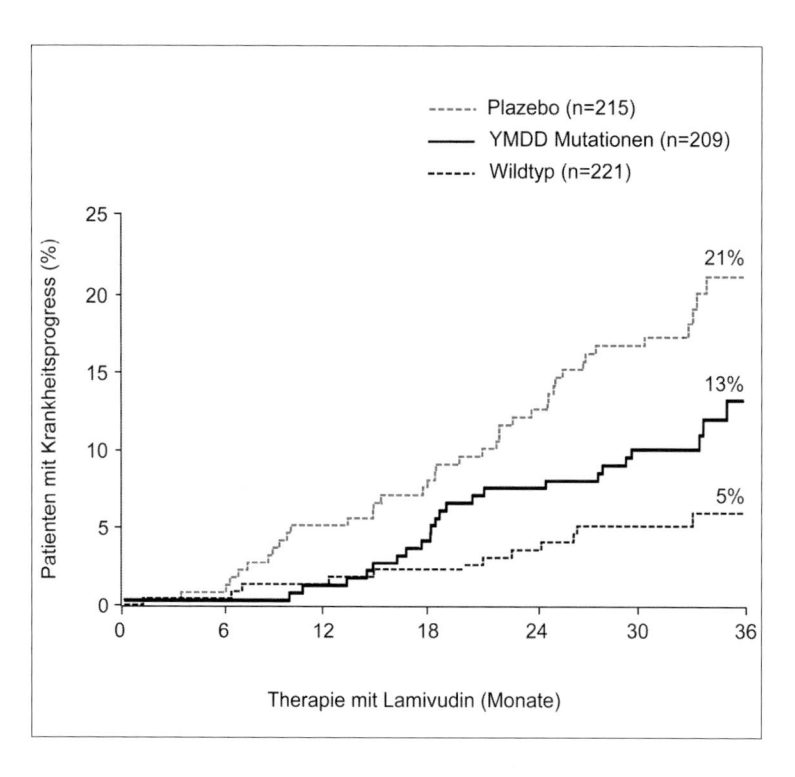

Abb. 2.12 Effekt der Lamivudin-Langzeittherapie auf die Krankheitsprogression bei chronisch HBV-infizierten Patienten mit fortgeschrittener Leberfibrose. Im Vergleich zur Plazebogruppe zeigt sich bei den mit Lamivudin behandelten Patienten eine signifikante Senkung der Krankheitprogression. Dieser günstige therapeutische Effekt geht jedoch verloren, wenn sich unter Therapie eine Lamivudin-Resistenz (YMDD) ausbildet (Definition des Krankheitsprogresses: Zunahme des Child-Pugh Stadiums um ≥ 2 Punkte, Entwicklung von: spontaner bakterieller Peritonitis, renaler Insuffizienz, oberer gastrointestinaler Blutung, HCC, Tod infolge der Lebererkrankung) (Liaw et al. 2004).

loga. Diese Flexibilität bietet gegenüber den natürlichen Desoxy-Nukleosidtriphosphaten (dNTP) einen Vorteil bei der Bindung sowohl an die Wildtyp- als auch an die durch Mutationen strukturell veränderte Polymerase (Abb. 2.14). Die antivirale Effektivität von Nukleo(t)sidanaloga lässt sich im Zellkultursystem an der intrazellulären Konzentration bzw. der effektiven Konzentration abschätzen, die für eine 50%ige Hemmung der Replikation notwendig ist (IC_{50} bzw. EC_{50}).

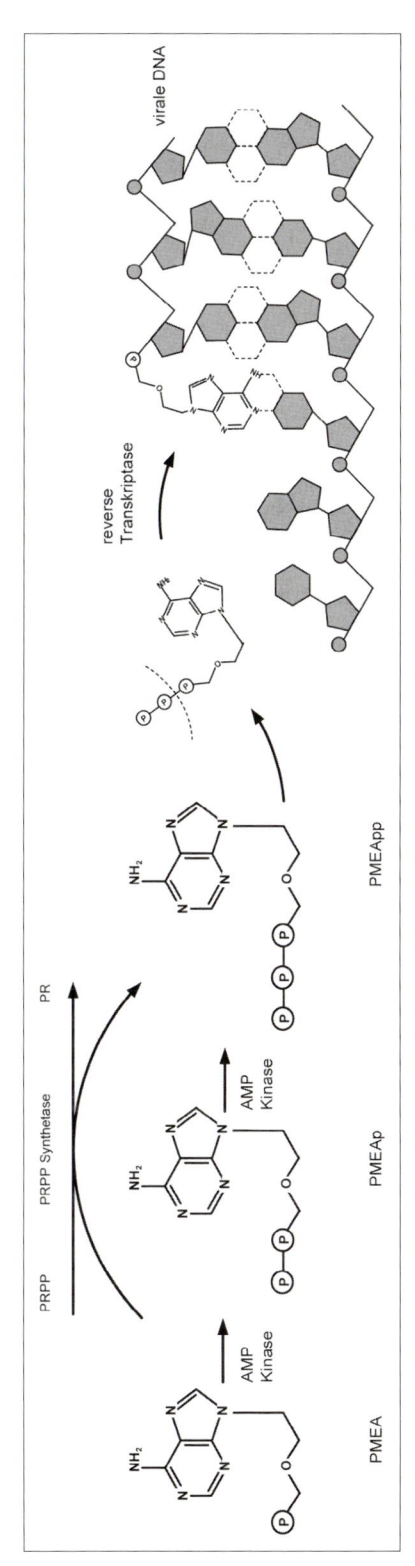

Abb. 2.13 Mechanismus der antiviralen Wirkung von Nukleo(t)sidanaloga am Beispiel von Adefovir. Nach Hydrolisierung im Plasma wird Adefovir in zwei Schritten intrazellulär phosphoryliert. Die Hemmung der Polymerase/reversen Transkriptase (rt) erfolgt zunächst durch kompetitive Verdrängung der natürlichen Nukleosidtriphosphate (dNTP) sowie Integration am 3′-Ende des wachsenden DNA-Stranges. Aufgrund ihrer Konformation verhindern sie hierbei die weitere Verlängerung („Prolongation") des DNA-Stranges (modifiziert nach De Clercq et al. 2003).

Molekulare Grundlagen der viralen Resistenzentwicklung

HBV-Mutanten entwickeln sich im Verlauf der chronischen Infektion als Folge spontaner Mutationen. Die virale HBV-Polymerase/reverse Transkriptase (rt) besitzt im Gegensatz zu zellulären DNA-Polymerasen keine 3′-5′ Exonuklease „Proofreading"-Funktion, d.h. die Polymerase ist nicht in der Lage, während des Elongationsprozesses falsch in den Polynukleotidstrang eingebaute Basen zu entfernen. Man schätzt die Rate der fälschlicherweise in die virale DNA eingebauten Nukleotide auf 10^{10} pro Tag (entsprechend 10^{10} HBV-Varianten pro Tag) (Girones et al. 1989). Die Mutationsrate beträgt 2×10^{-4} pro Nukleotidposition pro Jahr. Das bedeutet, dass jede denkbare Mutation täglich im Verlauf der chronischen HBV-Infektion entstehen kann. Die hieraus resultierende HBV-Quasispeziespopulation ist dynamisch und entwickelt sich in Abhängigkeit des Selektionsdrucks (z.B. durch antivirale Therapie). In Abb. 2.**15** ist dargestellt, wie es im Verlauf unter einer Therapie mit Nukleo(t)sidanaloga zur Selektion resistenter HBV-Polymerasegen-Mutanten kommt. Eine *genotypische Resistenz* liegt vor, wenn sich solche Mutanten unter der Therapie mit Nukleo(t)sidanaloga beim Patienten nachweisen lassen. Dies gelingt in der Regel, wenn die Mutantenpopulation auf ca. 1–5% der Gesamt-Viruspopulation ansteigt. Die Replikationseffizienz dieser Polymerasegen-Mutanten kann zunächst geringer sein als die des HBV-Wildtyps. Kommt es aufgrund des zunehmenden Anwachsens der resistenten Mutanten-Population zu einem Anstieg der HBV-DNA (> 1 logarithmische Stufe) und der Transaminasen, spricht man von einer *phänotypischen Resistenz*. Meist wird diese Steigerung der HBV-Replikation durch die Selektion weiterer Polymerasegen-Mutationen gefördert, die die Replikationseffizienz der mutierten Polymerase erhöhen (sog. kompensatorische Mutationen). Der zeitliche Abstand zwischen dem ersten Nachweis einer resistenten Mutantenpopulation (genotypische Resistenz) und der Entwicklung einer phänotypischen Resistenz kann zwischen 3 und 24 Monaten betragen (Lampertico et al. 2005).

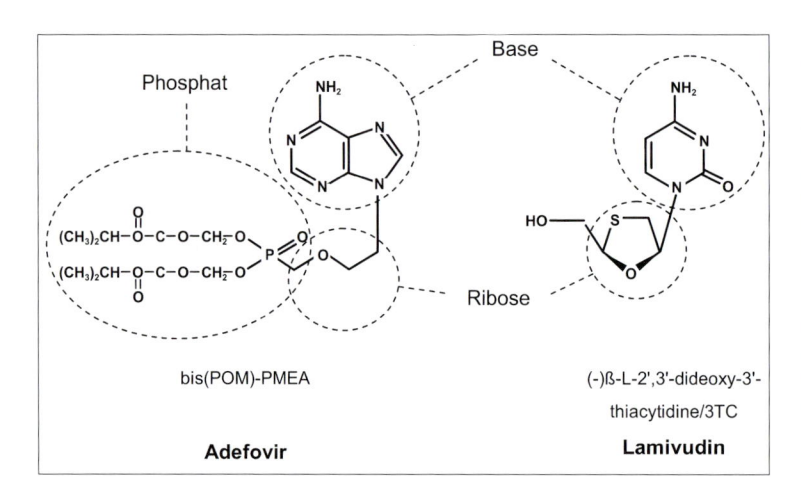

Abb. 2.14 Strukturformeln des Nukleosidanalogons Lamivudin und des azyklischen Nukleotidanalogons Adefovir dipivoxil als Beispiel für Purin bzw. Pyrimidin-basierte virale Polymeraseinhibitoren. Lamivudin basiert auf der Base Cytosin, ADV basiert auf Adenin und besitzt im Unterschied zu Lamivudin einen azyklischen Riboserring sowie eine Phosphatgruppe.

Mechanismen der Resistenz gegen Nukleo(t)sidanaloga

Die HBV-Polymerase/reverse-Transkriptase kann in sieben funktionelle Domänen (A–G) unterteilt werden. Die Bindungsstelle für die Nukleosidtriphosphate (dNTP) und das katalytische Zentrum werden von den Domänen A, C und D gebildet (Bartholomeusz et al. 2004, Das et al. 2001). In der C-Domäne befindet sich die primäre katalytische Sequenz, das Tyrosin-Methionin-Aspartat-Aspartat(YMDD)-Motiv, welches für die Bindung der Deoxynukleosid-Triphosphate (dNTPs) verantwortlich ist. Die virale Resistenz gegenüber Nukleo(t)sidanaloga wird durch Mutationen im Polymerasegen des HBV verursacht, welche die Struktur und die Funktion der HBV-Polymerase beeinflussen. Durch die veränderte Struktur der Polymerase wird entweder direkt oder indirekt die Bindung des Nukleo(t)sidanalogons an die virale Polymerase erschwert oder komplett verhindert, während das natürliche Substrat weiter binden kann.

Resistenz gegen Nukleosidanaloga

Beispielhaft lässt sich diese Entwicklung bei der *Resistenz gegen Lamivudin* beobachten. Die Lamivudin-Resistenz wird durch Mutationen an Position rt204 im YMDD-Motiv vermittelt (Austausch von Methionin zu Isoleucin, Valin oder Serin; rtM204V, I, oder S) (Allen et al. 1998). In vitro zeigen diese YMDD-Mutanten eine Steigerung der IC_{50} für Lamivudin von > 1000 im Vergleich zum Wildtyp (Lada et al. 2004). Zusätzliche kompensatorische Mutationen (rtL180M und rtV173L) in der B-Domäne des Polymerasegens steigern die Aktivität und damit die Replikationseffizienz der mutierten Polymerase, sind aber alleine für die Resistenzentwicklung nicht ausreichend (Ono et al. 2001). Die kürzlich beschriebenen Mutationen an Position rtL80V/I und rtV207I innerhalb der A- bzw. der C-Domäne sind wahrscheinlich ebenfalls mit einer Lamivudin-Resistenzentwicklung assoziiert (Ogata et al. 1999, Zöllner et al. 2005).

Eine genotypische Lamivudin-Resistenz wird in 16–32 % nach einem Jahr Therapie beobachtet. Die Resistenzrate steigt mit jedem weiteren Behandlungsjahr um ca. 15 % an (Lai et al. 1998, Lai et al. 2003, Lok et al. 2003, Guan et al. 2001). Nach 5 Jahren Lamivudin-Therapie haben ca. 70 % der behandelten Patienten eine genotypische Resistenz entwickelt (Abb. 2.**16**). Die Rate der phänotypischen Resistenzentwicklung liegt nach 4 Jahren Therapie bei > 50 %.

Nukleosidanaloga der neueren Generation wie *Telbivudin, Emtricitabin, Torcitabin, Clevudin* und, in geringerem Ausmaß auch *Entecavir* zeigen in vitro weitgehende Kreuzresistenz zu Lamivudin (Abb. 2.**17**, Tab. 2.**5**) (Yang et al. 2005). Für die Resistenzentwicklung gegenüber Entecavir sind offenbar neben einer bereits bestehenden YMDD-Mutation weitere Mutationen erforderlich (Abb. 2.**17**) (Tenney et al. 2004). Nach bisherigen Erfahrungen ist die Resistenzrate unter Entecavir in der Dosierung von 0,5 mg pro Tag bei bisher unvorbehandelten Patienten sehr gering. Im Rahmen der Zulassungsstudien konnte nach 96 Wochen Therapie bei keinem Patienten eine genotypische Entecavir-Resistenz nachgewiesen werden. Im Gegensatz dazu lag die Resistenzrate bei Patienten mit Lamivudin-Resistenz bei 5,8 bzw.

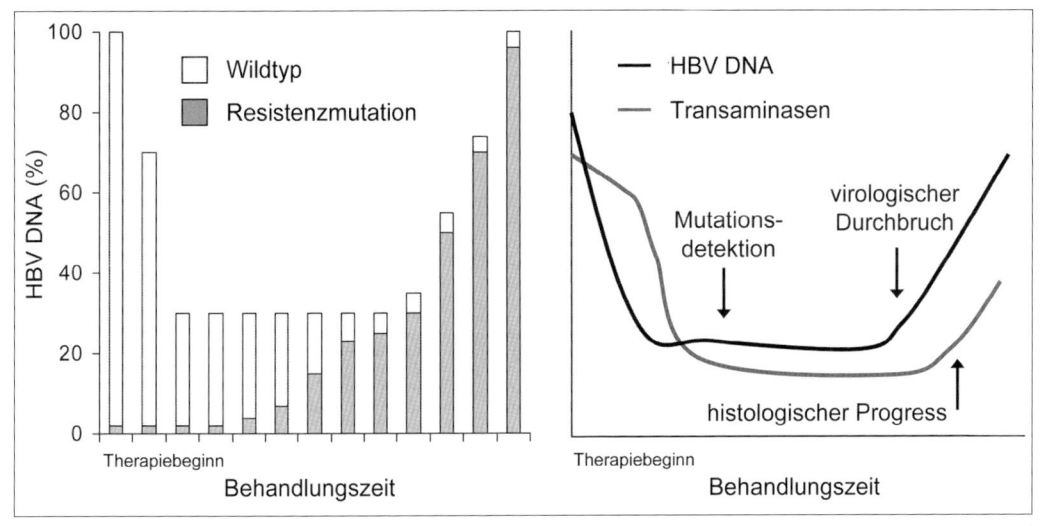

Abb. 2.15 Prinzip der viralen Resistenzentwicklung unter Langzeittherapie mit Nukleo(t)sidanaloga. In der HBV-Quasispeziespopulation prä-existente HBV Polymerasegen-Mutanten werden (insbesondere bei inkompletter Virussuppression) selektioniert und können im weiteren Therapieverlauf zur dominanten Viruspopulation werden. Der Nachweis der resistenten Mutanten gelingt, wenn die resistente Viruspopulation einen gewissen Anteil (ca. 1–5%) innerhalb der Gesamt-Viruspopulation erreicht hat (= *genotypische Resistenz*). Wird die Mutante zur dominanten Population, ist das meist mit einer klinischen (*phänotypischen*) Resistenzentwicklung verbunden, d.h. einem Anstieg der HBV-DNA und der Transaminasen und Progression der Erkrankung.

Tab. 2.5 Wirksamkeit unterschiedlicher Nukleosid- und Nukleotidanaloga gegenüber Lamivudin-Resistenz-assoziierten Mutationen (nach Yang et al., 2005)

Präparat	Erhöhung der EC50* im Vergleich zum Wildtyp			
	L180M + M204V	V173L + L180M + M204V	M204I	L180M + M204I
Adefovir	1,1	1,1	1,8	2,1
Tenofovir	0,8	1,8	2,1	0,7
Alamifovir	3,1	1,6	3,8	1,5
DXG	2,2	1,3	> 5	> 8
Entecavir	37	164	417	38
Emtricitabin	2000	898	2000	845
Lamivudin	> 700	> 1000	> 1000	> 1000
Clevudin	> 1600	> 1600	> 1600	> 1600
Telbivudin	> 322	> 322	> 322	> 322
Torcitabin	> 650	> 460	> 180	> 650
L-Deoxyadenosin	> 140	> 140	> 140	> 140

* Die EC_{50} beschreibt die effektive Konzentration von Nukleo(t)sidanaloga, die für eine 50%ige Inhibierung der HBV-Replikation im Zellkultursystem notwendig ist.

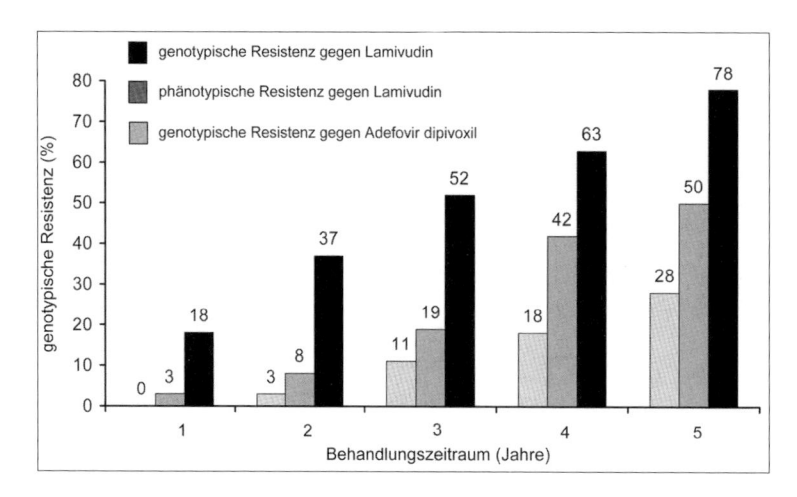

Abb. 2.16 Häufigkeit der genotypischen (Nachweis resistenter Mutanten) und phänotypischen (virologischer Durchbruch) Resistenzentwicklungen gegenüber Lamivudin und Adefovir dipivoxil in der Langzeittherapie (van Bömmel et al. 2003, Hadziyannis et al. 2005, Locarnini et al. 2005).

9% nach 48 bzw. 96 Wochen Entecavir-Behandlung (1 mg/Tag) (Colonno et al. 2005, Colonno et al. 2005a, Gish et al. 2005a). Da jedoch in den Entecavir-Studien nur Patienten mit einem virologischen Durchbruch (Anstieg der Virämie um 1 log Stufe) auf resistente Mutanten untersucht wurden und nicht die gesamte Studienpopulation, lassen sich die Entecavir-Resistenzdaten nicht ohne weiteres mit denen der Lamivudin- oder Adefovir-Langzeit-Therapie (siehe unten) vergleichen. Abb. 2.16 gibt einen Überblick über die Häufigkeit der Resistenzbildung unter einer 1-jährigen Therapie mit den genannten Nukleosidanaloga (Gish et al. 2005, Lai et al. 2005).

Resistenz gegen Nukleotidanaloga

Aufgrund der azyklischen Konformation seines Riboseringes und der hieraus resultierenden flexiblen Molekülstruktur ist das Nukleotidanalogon *Adefovir* in der Lage, sowohl die Nukleosid-Bindungsstelle der Wild-Typ- als auch der mutierten YMDD-Polymerase zu inhibieren (Das et al. 2001). Im Rahmen der Adefovir-Langzeittherapie können jedoch resistente Varianten mit Mutationen in der B-(rtA181V) bzw. der D-(rtN236T)Domäne des Polymerasegens selektioniert werden (Abb. 2.17) (Angus et al. 2003). Die mit der Adefovir-Resistenz assoziierten Mutationen scheinen die Bindung von Adefovir durch einen indirekten Mechanismus zu behindern, da sie außerhalb der dNTP-Bindungsstelle des Polymerasegens liegen. Im Vergleich zu den Nukleosidanaloga ist das Ausmaß der viralen Resistenz gegenüber Adefovir schwächer: In vitro zeigen die Mutationen rtN236T bzw. rtA181V einen Anstieg der IC_{50} um den Faktor 3,9–13,8 bzw. 2,5–3 im Vergleich zum HBV-Wildtyp (Qi et al. 2004, Bartholomeusz et al. 2004). Der im Vergleich zu den Nukleosidanaloga offenbar geringere Resistenzgrad der Nukleotid-assoziierten Mutationen könnte möglicherweise auf den indirekten Resistenzmechanismus zurückzuführen sein. Abbildung 2.16 zeigt die Häufigkeit der Entwicklung genotypischer Resistenzen unter einer Langzeit-Adefovir-Therapie. Bei nicht vorbehandelten Patienten, die mit Adefovir dipivoxil behandelt wurden, konnte im ersten Behandlungsjahr keine genotypische Resistenz festgestellt werden; jedoch wurden im zweiten, dritten und vierten Jahr Raten von 3, 11 und 18% beschrieben, im fünften Jahr sogar bis zu 28% (Hadziyannis et al. 2005b, Locarnini et al. 2005, Hadziyannis et al. 2005).

Die Relevanz eines weiteren Mutationsmusters (rtV214A und rtQ215S zwischen den Domänen C und D), das kürzlich ebenfalls im Zusammenhang mit der Resistenzentwicklung gegen Adefovir beschrieben wurde, ist noch nicht endgültig geklärt (Angus et al. 2003).

Das dem Adefovir strukturell eng verwandte Nukleotidanalogon Tenofovir Disoproxil Fumarat (TDF), welches in der Dosierung von 300 mg für die Therapie der HIV-Infektion zugelassen ist, besitzt ebenfalls eine starke antivirale Wirksamkeit gegen HBV. In vitro zeigt TDF eine Kreuzresistenz gegenüber den Adefovir-Resistenz-assoziierten Mutationen rtN236T und rtA181V. In Pilotstudien zur Wirksamkeit von TDF bei Patenten mit Lamivudin-resistenter chronischer HBV-Infektion konnten bisher jedoch über einen Zeitraum von bis zu 48 Monaten keine Resistenzentwicklungen

Substanz	Domänen des HBV Polymerase-Gens					Resistenzrate nach einem Jahr Therapie
rt Position:	A (75–91)	B (163–189)	C (200–210)	D (230–241)	E (247–257)	
Lamivudin	rtL80V/I	rtV173L, rtL180M	rtM204V/I/S rt207I			16–32%¹
Emtricitabine		rtV173L, rtL180M	rtM204V/I			9%–16%¹
Entecavir		rtV173L, rtL180M** rtT184G	rtM204V/I** rtS202I	rtM250V		5,8% bei Lamivudin-Resistenz² 0% bei unvorbehandelten Patienten²
Telbivudine			rtM204I			4,4%²
Adefovir		rtA181T/V	(rtQ215S) rtN236T			0%¹
Tenofovir		(rtA181T/V)** (rtV191I, rtA194T)	(rtN236T)**			unbekannt

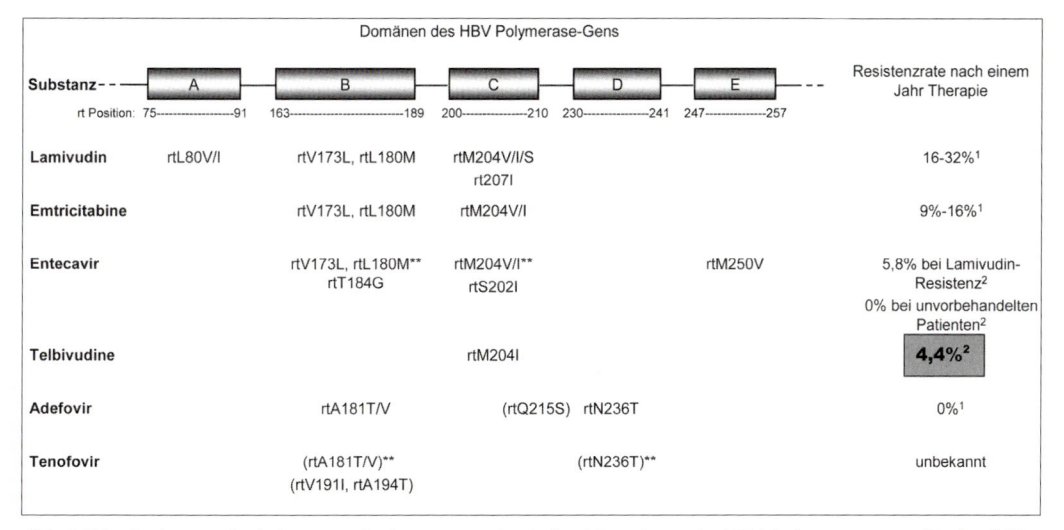

Abb. 2.17 Spektrum der bekannten Resistenz-vermittelnden Mutationen im HBV-Polymerasegen, die durch Nukleosid- bzw. Nukleotidanaloga selektioniert werden und deren Häufigkeit nach einjähriger Nukleos(t)idanaloga-Therapie (%). ¹ Genotypische Resistenzrate. ² phänotypische Resistenzrate. rt = reverse Transkriptase. Die Relevanz von Mutationen in Klammern ist noch unklar. ** = in vitro.

beobachtet werden (van Mömmel et al. 2004, Peters et al. 2005). Selbst bei Patienten mit einer genotypischen Adefovir-Resistenz scheint TDF in gewissem Umfang antiviral wirksam zu sein, was durch die 30fach höhere Dosierung von Tenofovir im Vergleich zu Adefovir (300 mg/d versus 10 mg/d) erklärt werden kann (Villeneuve et al. 2005). Die Relevanz der kürzlich im Zusammenhang mit der TDF-Therapie beschriebenen Mutation an Position rtA194T in der B-Domäne bei zwei HIV-HBV ko-infizierten Patienten bedarf der weiteren Abklärung (Sheldon et al. 2005, Qi et al. 2005). Eine Kreuzresistenz der azyklischen Nukleotidanaloga (ADV und TDF) gegenüber den Nukleosidanaloga-assoziierten Mutationen besteht nicht (Tab. 2.5) (Yang et al. 2005).

Faktoren, die die Resistenzbildung beeinflussen

Mit zunehmender Nukleo(t)sid-Therapiedauer steigt die Wahrscheinlichkeit der Selektion resistenter Polymerasegen-Mutanten (Lai et al. 1998, Lai et al. 2003, Lok et al. 2003, Guan et al. 2001). Die genetische Barriere einer Substanz, d. h. die spezifische Empfänglichkeit gegenüber HBV-Polymerasegen-Mutationen, beeinflusst zusätzlich das Risiko und die Geschwindigkeit der Resistenzbildung.

Hauptrisikofaktor für die Entwicklung bzw. die Selektion resistenter Mutanten ist jedoch die inkomplette Suppression der HBV-Replikation unter Therapie (Abb. 2.18). Diese enge Korrelation zwischen dem Ausmaß der virologischen Response und dem Risiko der Resistenzbildung im Langzeitverlauf der Therapie mit Nukleo(t)sidanaloga konnte klinisch sowohl für Lamivudin als auch für Adefovir nachgewiesen werden (Abb. 2.19). Patienten, die innerhalb der ersten 6–12 Monate eine komplette Suppression der HBV-DNA erreichen, haben ein sehr geringes Resistenzrisiko (keine Replikation = keine Selektion von Mutanten = keine Resistenz), während die Resistenzrate > 60% erreicht, wenn sich trotz Behandlung weiterhin eine hohe HBV-Replikation nachweisen lässt.

Diagnostik der Resistenz gegen Nukelo(t)sidanaloga

Während einer Therapie mit Nukleo(t)sidanaloga sollte die HBV-DNA in 3-monatigen Abständen mittels sensitiver Tests (Sensitivitätslimit < 10^3 Kopien/ml, entsprechend ca. < 10^2 IU/ml) bis zur Suppression unter die Nachweisgrenze gemessen werden. Bei kompletter Response (HBV-DNA negativ) reichen im weiteren Verlauf 3–6-monatige Kontrollen der Viruslast aus. Ein Anstieg der Virämie um > 1 log Stufe vom Tiefpunkt unter Thera-

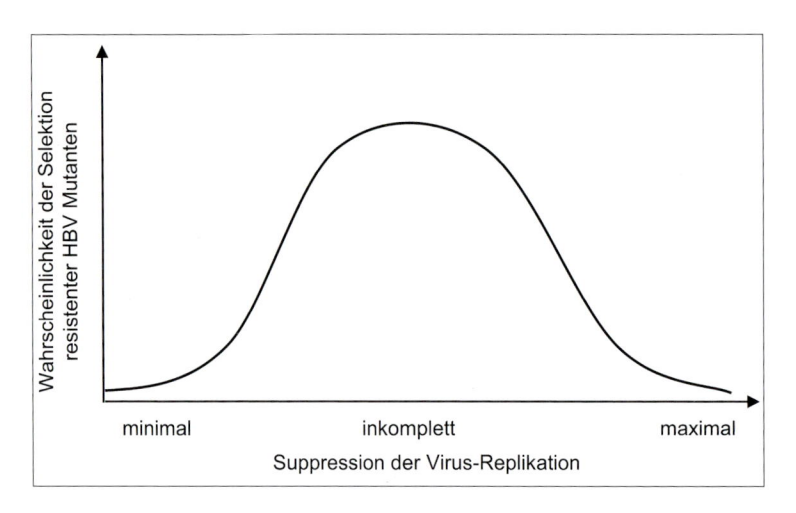

Abb. 2.18 Die Wahrscheinlichkeit der Selektion therapieresistenter Mutanten unter einer Nukleo(t)sidanaloga-Behandlung ist wesentlich vom Ausmaß der Suppression der Virusreplikation abhängig. Eine inkomplette Suppression der HBV-DNA stellt den Hauptrisikofaktor für die Selektion resistenter Mutanten dar (nach Richman et al. 1996) (Yuen et al. 2001).

pie weist auf eine Resistenzentwicklung hin und sollte – nach Bestätigung durch kurzfristige Kontrolle – zur Umstellung des Therapieschemas führen (Medikamenten-Compliance des Patienten vorausgesetzt). Eine direkte Bestimmung der Resistenz-assoziierten Mutanten bestätigt zwar die Diagnose, ist aber in der klinischen Routine meist nicht erforderlich.

Therapieoptionen bei Resistenz gegen Nukleo(t)sidanaloga

Therapie der Lamivudin-Resistenz

Aufgrund der unterschiedlichen Resistenzprofile können Patienten mit einer Resistenz gegen Nukleosidanaloga (z. B. Lamivudin-Resistenz) erfolgreich mit einem Nukleotidanalogon (z. B. Adefovir) behandelt werden (Abb. 2.**17**, Tab. 2.**5**). Es stellt sich aber heutzutage die Frage, ob die sequenzielle Monotherapie mit Nukleo(t)sidanaloga, d. h. der Wechsel von einer Lamivudin- auf eine Adefovir-Monotherapie dem langfristigen Problem der Resistenzentwicklung gerecht wird, oder ob eine Kombinationstherapie bevorzugt werden sollte. In der ersten Studien zur Therapie der Lamivudin-Resistenz mit Adefovir zeigte sich nach 48-wöchiger Therapiedauer kein Unterschied in der antiviralen Effektivität zwischen Patienten, bei denen die Behandlung auf Adefovir (10 mg/Tag) umgestellt wurde („switch") und solchen, bei denen Lamivudin (trotz bestehender Resistenz) zusätzlich zum Adefovir weiter gegeben wurde („add on"). Aufgrund dieser Erfahrungen wurde für die Therapie der Lamivudin-Resistenz eine Adefovir-Monotherapie generell empfohlen (Peters et al. 2004, Perrillo et al. 2004). Neuere Beobachtungen zeigen aber, dass im Langzeitverlauf unter dieser ADV-Monotherapie mit einer hohen Rate von Adefovir-Resistenzbildungen zu rechnen ist. Die Adefovir-Resistenz kann jedoch deutlich reduziert werden, wenn zusätzlich zur ADV-Behandlung die Lamivudintherapie beibehalten wird („add on Prinzip"). Im Rahmen einer aktuellen Studie an 650 Lamivudin-resistenten Patienten kam es unter einer ADV-Monotherapie im 2-jährigen Verlauf ca. 3,5-mal häufiger zu einem virologischen Durchbruch im Vergleich zur Kombinationstherapie von ADV plus Lamividun (phänotypische Resistenzrate 7 vs. 2%) (Lampertico et al. 2005a). Die Rate der genotypischen ADV-Resistenzentwicklung dürfte nach bisherigen Erfahrungen noch deutlich höher liegen (bis 20%?) (Fung et al. 2006). Ein weiterer wichtiger Aspekt für das erfolgreiche Management der Lamivudin-Resistenz ist der Zeitpunkt der Therapieumstellung bei Nachweis einer Resistenzbildung. Lampertico u. Mitarb. konnten zeigen, dass bei nachgewiesener genotypischer Lamivudin-Resistenz die sofortige Umstellung der Therapie (auf Adefovir plus Fortführung von Lamivudin) zu einem signifikant besseren Therapieansprechen führt, als wenn die Therapie erst im späteren Verlauf der Resistenzentwicklung (bei hoher Virämie und erhöhten Transaminasen) umgestellt wird (Abb. 2.**20**) (Lampertico et al. 2005). Die frühzeitige Umstellung auf Adefovir unter Fortführung der Lamivudintherapie stellt somit aktuell die optimale Therapieoption bei Lamivudin-Resistenz dar.

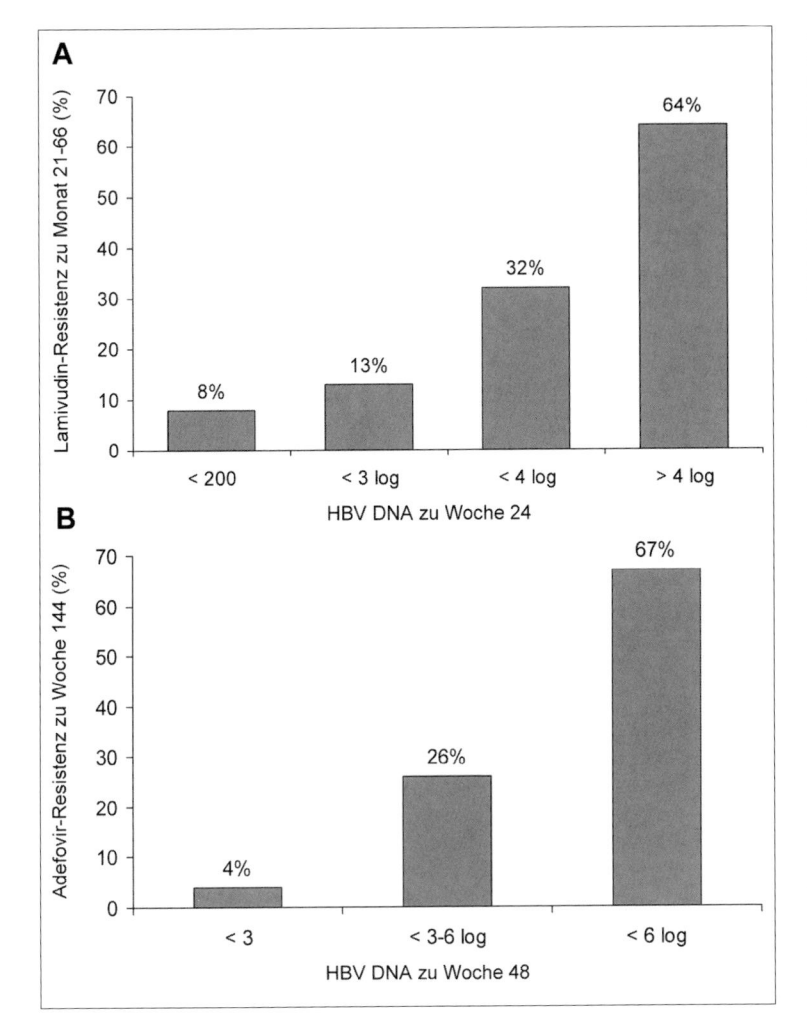

Abb. 2.19 Rate der Lamivudin- (A) bzw. Adefovir- (B) Resistenzentwicklung im Langzeitverlauf in Abhängigkeit von der frühen virologischen Response (Suppression der HBV-DNA zur Woche 24 oder 48). Bei Patienten mit früher kompletter virologischer Response (HBV-DNA < 10^3 log Kopien/ml) ist die Resistenzentwicklung sowohl gegenüber Lamivudin als auch Adefovir gering (Yuen et al. 2001, Locarnini et al. 2005).

Therapie der Adefovir-Resistenz

Lamivudin ist bei Adefovir-Resistenz wirksam. Da die Mehrzahl der Adefovir-resistenten Patienten bereits mit Lamivudin vorbehandelt wurde, wird aufgrund des hohen Risikos der erneuten Lamivudin-Resistenzentwicklung eine Fortführung der Adefovir-Therapie generell empfohlen („add on") (Angus et al. 2003).

Inkomplette Response auf Adefovir

Ein signifikanter Prozentsatz der Adefovir-behandelten Patienten zeigt trotz regelmäßiger Medikamenteneinnahme ein inkomplettes virologisches Ansprechen, das durch eine persistierend hohe Hepatitis-B-Replikation innerhalb der ersten 6–12 Therapiemonate gekennzeichnet ist. Dieses primäre Therapieversagen steht nicht im Zusammenhang mit einer genotypischen Adefovir-Resistenz und ist daher von einem sekundären Therapieversagen im Rahmen der Resistenzbildung abzugrenzen. Eine hohe Virämie und eine vorbestehende Lamivudinresistenz scheinen Risikofaktoren für das primäre Therapieversagen darzustellen. Tenofovir (300 mg/Tag) hat sich in dieser Situation als äußerst effektive Therapieoption erwiesen (van Bömmel et al. 2005). Alternativ kann eine Kombinationstherapie mit Lamivudin plus Adefovir versucht werden.

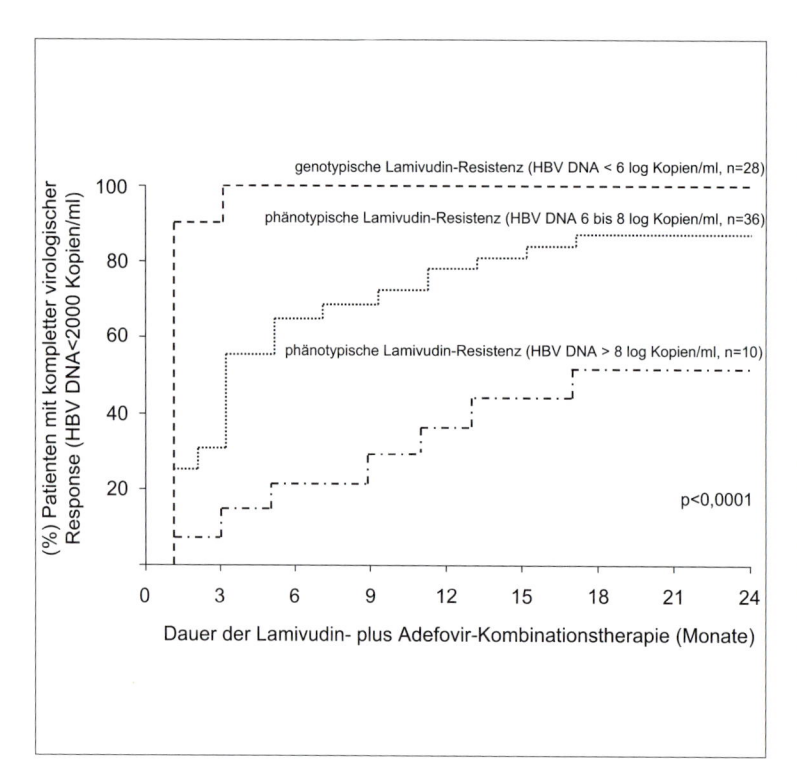

Abb. 2.20 Wirksamkeit der Kombinationstherapie (Adefovir plus Fortführung der Lamivudin-Therapie) bei Patienten mit genotypischer oder phänotypischer Lamivudin-Resistenz. Der frühe Beginn einer Kombinationstherapie bereits bei Nachweis einer genotypischen Lamivudin-Resistenz (definiert als Anstieg der Virämie > 1 log aber < 6 log Kopien/ml bei normalen Transaminasen) ist mit einer signifikant höheren kompletten virologischen Response assoziiert, als wenn die Therapie erst im späten Verlauf der Resistenzentwicklung (= phänotypische Resistenz, definiert als Anstieg der Virämie auf > 6 log Kopien/ml mit Transaminasenerhöhung) umgestellt wird (nach Lampertico et al. 2005).

Zusammenfassung und Ausblick

Ziel der antiviralen Therapie mit Nukleo(t)sidanaloga ist eine möglichst rasche und komplette Suppression der HBV-Replikation. Unter dieser Voraussetzung scheint auch aktuell eine initiale Monotherapie mit Lamivudin oder Adefovir vertretbar zu sein. Eine Kombinationstherapie ist indiziert, wenn es unter einer Monotherapie zur Resistenzbildung kommt, und sollte mit zwei Substanzen erfolgen, die untereinander nicht kreuzresistent sind (d. h. Nukleosidanalogon plus azyklischem Nukleotidanalogon). Ein primäres inkomplettes virologisches Ansprechen stellt heutzutage das Hauptproblem bei der Nukleo(t)-sidanaloga-Therapie dar. Die unter der Behandlung persistierende Virämie kann nicht nur zu einer Progression der Erkrankung führen, sondern ist auch mit einer hohen Rate an Resistenzentwicklungen assoziiert (Yuen et al. 2001, Cornini et al. 2005, Richman et al. 1996). Bei inkompletter virologischer Response sollte daher frühzeitig (vor Resistenzentwicklung) ein alternatives Therapieschema eingesetzt werden (z.B. Lamivudin plus Adefovir-Kombination). Es ist zu erwarten, dass die neuartigen und im Vergleich zu Adefovir und Lamivudin stärker antiviral wirksamen Inhibitoren der HBV-Polymerase wie Tenofovir, Entecavir, Telbivudin oder Clevudin die therapeutischen Optionen bei der chronischen HBV-Infektion weiter verbessern werden. Ob mit diesen Substanzen langfristig auch in der Monotherapie das Problem der Resistenzentwicklung günstig beeinflusst werden kann, muss durch Studien geprüft werden.

Literatur beim Autor

E-mail: florian.boemmel@charite.de

Behandlung der Hepatitis C

Natürlicher Verlauf und Therapie der Hepatitis C: Aktuelle Aspekte

H. Wedemeyer, M. Cornberg

Nach der Identifizierung des Hepatitis-C-Virus (HCV) Ende der 80er-Jahre durch Michael Houghton u. Mitarb. (Choo et al. 1989) wurde in zahlreichen Studien gezeigt, dass das HCV eine akute Hepatitis verursacht, die in der Mehrzahl der Patienten einen chronischen Verlauf nimmt (Kolykhalov et al. 1997, Hoofnagle 2002a). Die therapeutischen Möglichkeiten waren anfangs sehr begrenzt und bestanden in der Gabe von Interferon-α. Dabei war das Ziel einer Therapie der Hepatitis C zunächst die Normalisierung der Transaminasen, später wurde ein dauerhafter Therapieerfolg definiert als Negativierung der HCV-RNA im Serum 6 Monate nach Therapie („sustained virological response" = SVR). Mit einer 24-wöchigen Interferon-Monotherapie waren transiente Normalisierungen der Transaminasen in 30–50% der Fälle zu beobachten, ein SVR war aber nur bei etwa 10% der Patienten zu erreichen (Polynard et al. 1996). Die Therapieoptionen der chronischen Hepatitis C haben sich dann durch eine Verlängerung der Therapie auf 48 Wochen und später durch die Kombination von IFN-α mit Ribavirin deutlich verbessert (Wedemeyer et al. 1998, Poynard et al. 1998, McHutchison et al. 1998). Hierbei ist von Bedeutung, dass Ribavirin zwar gegen zahlreiche andere Viren direkt antiviral wirkt, in der Monotherapie aber nur zu einer minimalen Reduzierung der HCV-Viruslast bei Patienten mit Hepatitis C führt (Bodenheimer et al. 1997). Der genaue Wirkmechanismus bei der Kombination mit Interferon ist noch unklar. Jüngster Schritt zur Verbesserung der Therapie der Hepatitis C war schließlich die Einführung der pegylierten Interferone, die in Kombination mit Ribavirin insbesondere für Patienten mit dem HCV-Genotyp 1 die Therapieergebnisse weiter verbessert haben (Zeuzem et al. 2000, Lindsay et al. 2001, Manns et al. 2001, Fried et al. 2002). Mittlerweile können fast die Hälfte aller Patienten mit dem HCV-Genotyp 1 und mehr als 80% der Patienten, die mit den HCV-Genotypen 2 oder 3 infiziert sind, dauerhaft geheilt werden (Wedemeyer et al. 2002). Aktuelle Leitlinien empfehlen, Patienten, die mit dem HCV-Genotyp 1 infiziert sind, für 48 Wochen zu behandeln (Fleig et al. 2004). Bei Patienten, die mit den HCV-Genotypen 2 oder 3 infiziert sind, ist dagegen eine 24-wöchige Behandlung ausreichend (Cornberg et al. 2003, Hadziyannis et al. 2004, Zeuzem et al. 2004).

Trotz dieser insgesamt sehr erfreulichen Entwicklung gibt es nach wie vor keine befriedigenden Therapiekonzepte für Patienten mit HCV-Genotyp 1, für Patienten, die auf eine vorherige Interferon-Therapie nicht angesprochen haben (Nonresponder) und Patienten mit Leberzirrhose. Weiterhin kann das Management von Therapienebenwirkungen im Einzelfall ein signifikantes Problem darstellen. Neben der Entwicklung von neuen Substanzen wurden in den letzten Jahren daher Konzepte zu einer individualisierten Therapie der akuten und chronischen Hepatitis C entwickelt, die in diesem Kapitel näher dargelegt werden.

Natürlicher Verlauf der Hepatitis C

Obwohl das HCV seit 15 Jahren bekannt ist und retrospektiv-prospektive Analysen Verläufe bis zu 45 Jahren beschrieben haben, liegen äußerst widersprüchliche Daten über den Verlauf der akuten und chronischen Hepatitis C vor (Alter et al. 2000). Dies liegt zum einen daran, dass die Mehrzahl der akuten Infektionen asymptomatisch und damit von den Patienten unbemerkt verlaufen. Der genaue Infektionszeitpunkt ist in vielen Fällen nicht bekannt. Zum anderen ist die chronische Hepatitis C eine sehr langsam fortschreitende Erkrankung, die, wenn überhaupt, erst nach mehreren Jahrzehnten zu einer Leberzirrhose führt. Gute Studien an unbehandelten Patienten mit einer Nachbeobachtung über einen so langen Zeitraum sind daher äußerst selten. Erschwerend kommt hinzu, dass sowohl virale Faktoren als auch Wirtsfaktoren den natürlichen Verlauf in unterschiedlicher Weise beeinflussen können, so dass für verschiedene Kohorten nach

Tab. 3.1 Anti-D-Kohorte ostdeutscher Frauen (Follow-up 25 Jahre)

- spontane Ausheilung: 836/1833 (45,6%)
- Zirrhose 9/683 (1,3%)
- Präzirrhose/Zirrhose: 39/683 (5,7%)
- Tod HCV-assoziierte Todesursache: 10/683 (1,5%)
- mittleres Fibrosestadium (Ishak-0-6)
  - Jahr 1–10:   0–0,6
  - Jahr 11–20: 0,2–1,1
  - Jahr 21–25: 1,3–2,1

Tab. 3.2 Faktoren, die mit einer schnelleren Fibroseprogression assoziiert sind

- Alkohol
- Alter > 40 Jahre
- Übergewicht
- pathologische Insulinresistenz
- männliches Geschlecht
- genetische Polymorphismen
- Cannabis, Nikotin
- Koinfektionen

einem Verlauf von 20–25 Jahren Zirrhoseraten von 0,4–35% beschrieben wurden (Wiese et al. 2000a, Seeff et al. 2001, Kenny-Walsh 1999, Vogt et al. 1999, Tong et al. 1995, Hoofnagle 2002b). Ein gehäuftes Vorkommen von Zirrhosen wurde dabei insbesondere in den Posttransfusionshepatitis-Studien beschrieben, während Studien mit so genannter „community acquired-hepatitis" in der Regel deutlich mildere Verläufe zeigten (Freeman et al. 2001).

Von besonderem Interesse ist die Kohorte ostdeutscher Frauen, die 1978 bei der Gabe von HCV-kontaminiertem anti-D Immunoglobulin infiziert wurden. Es handelte sich für alle Frauen um ein definiertes Inokulum einer HCV-positiven Erythrozytenspenderin, womit virale Faktoren für mögliche Unterschiede im natürlichen Verlauf keine wesentliche Bedeutung haben sollten. Prof. Wiese aus Leipzig hatte 2000 nach 20 Jahren nur bei 0,4% der betroffenen Frauen eine Leberzirrhose gefunden (Wiese et al. 2000b). Aktuell hat er nun die 25-Jahres-Daten vorgestellt (Wiese et al. 2005). Erfreulicherweise fand sich bei 683 Frauen, die einen chronischen Verlauf hatten und nicht therapiert wurden, weiterhin eine sehr niedrige Zirrhoserate mit nur 1,3%. Allerdings zeigte sich insgesamt ein leicht höheres Fibrosestadium bei Patientinnen, die zwischen dem 20. und 25. Jahr nach Infektion leberbiopsiert wurden, gegenüber Patientinnen, die eine Leberbiopsie zwischen dem 10. und 20. Jahr der Hepatitis hatten (Tab. 3.1). Es bleibt nun abzuwarten, ob mit zunehmendem Alter die Fibroseprogression bei diesen Patientinnen weiter zunimmt. Dieses Phänomen ist für andere Kohorten bereits gezeigt worden. Dennoch bleibt festzuhalten, dass die Fibroseprogression langsam ist und somit im Einzelfall ein abwartendes Verhalten durchaus gerechtfertigt ist – insbesondere unter Berücksichtigung der Entwicklung neuer Substanzen, die hoffentlich in einigen Jahren kürzere und noch effektivere Therapien erlauben.

Grundsätzlich sind die Ergebnisse der ostdeutschen Frauen jedoch nicht notwendigerweise auf andere Patientengruppen zu übertragen. Die Patientinnen wurden in jungem Alter infiziert, wussten von ihrer Hepatitis und haben daher überwiegend weitere Risikofaktoren vermieden. Faktoren, die mit einer schnelleren Fibroseentwicklung assoziiert sind, sind in zahlreichen Studien in den letzten Jahren identifiziert worden und in Tab. 3.2 zusammengefasst. Dabei hat sich insbesondere neben Alkohol die Bedeutung von Übergewicht und Diabetes mellitus gezeigt (Ratziu et al. 2005). Für das Management von Hepatitis-C-Patienten ist daher unbedingt zu empfehlen, die Patienten nicht nur auf reduzierten Alkoholkonsum hinzuweisen, sondern ggf. eine konsequente Gewichtsreduktion anzustreben sowie Koinfektionen und Komorbiditäten zu vermeiden bzw. adäquat zu therapieren.

HCV-Genotypen und natürlicher Verlauf

Eine von Patienten häufig gestellte Frage ist, ob ein bestimmter HCV-Genotyp mit einem schlechteren oder besseren natürlichen Verlauf der Hepatitis einhergeht. Während frühe Studien aus den 90er-Jahren für HCV-Genotyp-1-Patienten höhere Zirrhoseraten berichteten, muss man aufgrund der aktuell vorliegenden Daten davon ausgehen, dass die HCV-Genotypen 2 und 3 unbehandelt eine schlechtere Prognose als Patienten haben, die mit dem HCV-Genotyp 1 infiziert sind.

Im Gegensatz zur chronischen Hepatitis B sind bei der chronischen Hepatitis C fluktuierende Verläufe mit Transaminasenschüben eher selten und treten bei HCV-Genotyp-1-Infektionen meist nur in Zusammenhang mit Komorbidäten oder anderen Infektionen auf. Wie in Tab. 3.3 darge-

Tab. 3.3 Hepatitis-Flares bei einer HCV-Genotyp 2 Infektion (nach Rumi et al., GUT 2005)

Hepatitis-Flare	HCV 1b (n = 106)	HCV 2c (n = 100)	alle Patienten (n = 206)
Fälle	8	31	39
Rate × 1000 Personenjahre	15,0	55,6	34,9
Dauer (Monate)	6–24 (Median 6)	6–90 (Median 12)	6–90 (Median 6)

Tab. 3.4 Hepatitis C und Steatosis

- Eine Steatosis ist häufiger bei Hepatitis C.
  Czaja, J Hepatol 1998
- HCV core-transgene Mäuse entwickeln eine Steatosis und HCCs.
  Moriya, J Gen Virol 1997; Moriya, Nat Med 1998
- Eine Steatosis findet sich häufiger bei HCV-Genotyp 3.
  Mihm, Hepatology 1997; Rubbia-Brandt, J Hepatol 2000; Poynard, Hepatology 2003
- Schlechteres Therapieansprechen (?):
  - ja: Poynard et al., Hepatology 2003; Zeuzem et al., J Hepatol 2004; Akuta et al., J Med Virology 2005
  - nein: Romero-Gomez et al., Gastroenteroloy 2004; Bressler, Heathcote et al., Hepatology 2003

stellt, ist die Wahrscheinlichkeit für einen Hepatitisschub bei HCV-Genotyp-2-Patienten dagegen fast 4-mal so hoch wie bei Genotyp-1-Patienten (Rumi et al. 2005). In der italienischen Studie von Rumi et al. waren die Transaminasenanstiege auch mit einem histologischen Progress assoziiert.

Der HCV-Genotyp 3a ist indessen eindeutig mit einer Steatosis hepatis assoziiert (Tab. 3.4) (Rubbia-Brandt et al. 2000, Poynard et al. 2003). Die Fettleber stellt einen entscheidenden Faktor für die Fibroseprogression und möglicherweise auch für die Entwicklung eines hepatozellulären Karzinoms (Ohata et al. 2003) dar. Dementsprechend ist das Risiko für unbehandelte Patienten mit Genotyp 3 höher, eine Leberzirrhose zu entwickeln (Rubbia-Brandt et al. 2004). Das Ausmaß der Leberverfettung war in einer Studie auch mit der HCV-Virämie assoziiert (Poynard et al. 2003). Über die Bedeutung der Fettleber für das Therapieansprechen liegen widersprüchliche Daten vor, wobei insgesamt jedoch die Studien überwiegen, die eine negative Assoziation von virologischem Therapieansprechen mit der Leberverfettung sehen (Poynard et al. 2003).

Insgesamt zeigen diese Studien, dass Patienten, die mit den HCV-Genotypen 2 oder 3 infiziert sind, auch in Anbetracht der grundsätzlich sehr günstigen Ansprechraten mit pegylierten Interferonen und Ribavirin behandelt werden sollten.

Sollte eine Behandlung nicht möglich sein, so ist eine regelmäßige Kontrolle dieser Patienten unbedingt zu empfehlen.

Therapie der akuten Hepatitis C

Da mit einem prophylaktischen Impfstoff gegen Hepatitis C in den nächsten Jahren nicht zu rechnen ist (Houghton et al. 2005), sollten Expositionen mit HCV soweit wie möglich vermieden werden. Berufliche Einschränkungen für medizinisches Personal werden jedoch nur bei verletzungsträchtigen Tätigkeiten empfohlen. Geschlechtsverkehr mit HCV-positiven Partnern stellte in zahlreichen Studien zur akuten Hepatitis C einen wesentlichen Risikofaktor dar (Jaeckel et al. 2001). Allerdings sind HCV-Übertragungen in stabilen Partnerschaften bei immunkompetenten Personen extrem selten. In unserem Patientenkollektiv von über 3000 Hepatitis-C-Patienten sind uns nur 2 Paare bekannt, bei denen eine Übertragung durch Geschlechtsverkehr möglich erscheint. Bei stabilen Partnerschaften wird daher die Benutzung von Kondomen nicht zwingend empfohlen, sofern keine Infektionen im Urogenitalbereich vorliegen (Fleig et al. 2004).

Eine Postexpositionsprophylaxe nach Verletzung mit HCV-kontaminierter Nadel ist eindeutig nicht notwendig. Dies ist zum einen in der sehr niedrigen Übertragungswahrscheinlichkeit von

0–1,2% begründet, zum anderen in den sehr guten therapeutischen Möglichkeiten der akuten Hepatitis. Weiterhin konnte eine retrospektive Analyse von über 600 japanischen Patienten keinen Nutzen einer 1- bis 3-tägigen Interferontherapie, begonnen 1–12 Tage nach Nadelstichverletzung, aufzeigen (Chung et al. 2003). Sowohl bei den behandelten Patienten (n = 279) als auch bei unbehandelten Patienten (n = 405) war es jeweils in nur einem Fall zu einer HCV-Infektion gekommen.

Für die Therapie der akuten Hepatitis C ist bei HIV-negativen Patienten eine Interferonmonotherapie ausreichend, die Kombination mit Ribavirin bringt keine Vorteile (Kamal et al. 2004). In der 1998 initiierten ersten bundesweiten Pilotstudie (5 Mio. I.E. IFN-α-2b täglich für 4 Wochen gefolgt von 20 Wochen 5 Mio. I.E. IFN-α;-2b 3 ×/Woche) waren am Ende der Nachbeobachtungszeit 43 der 44 Patienten (98%) HCV-RNA-negativ (Jaeckel et al. 2001). Bei keinem der Patienten, die im Langzeitverlauf nach erfolgreicher Therapie für bis zu 4 Jahre weiter beobachtet wurden, war HCV-RNA im Serum oder in mononukleären Blutzellen nachweisbar (2). Seit dem Jahr 2001 wurde nicht mehr konventionelles, sondern pegyliertes Interferon-α-2b für 24 Wochen im Rahmen der Akuten HCV-II-Studie des Hep-Net eingesetzt. In dieser Studie wurden 89 Patienten an 53 Zentren behandelt, von denen allerdings nur 65 eine mindestens 80%ige Therapieadhärenz hatten (Wiegand et al. 2003). 58 (89%) dieser 65 Patienten heilten die akute Hepatitis C aus. In der Intent-to-treat-Analyse, die alle 89 anbehandelten Patienten einschließt, zeigte sich jedoch nur bei 71% der Patienten eine Senkung der Viruslast (SVR). Hierfür sind zum einen 13 Patienten verantwortlich, die sich während der Nachbeobachtung nicht mehr bei ihrem behandelnden Arzt vorstellten oder gegen das Protokoll verstießen, sowie 8 Patienten, deren Behandlung wegen der Nebenwirkungen abgebrochen wurde. Somit unterstreichen diese Daten, dass eine frühe Behandlung der akuten HCV grundsätzlich sehr erfolgreich sein kann, was auch von belgischen und italienischen Arbeitsgruppen kürzlich bestätigt wurde. Allerdings ist die Therapieadhärenz von entscheidender Bedeutung, wie sich ebenfalls in der Schweizer Hepatitis-C-Kohorte zeigte, bei der letztlich nur bei 8 von 22 Patienten mit akuter Hepatitis C und Behandlungsindikation eine Ausheilung der Infektion dokumentiert werden konnte (Broers et al. 2005).

Grundsätzlich ist bei der Therapie der akuten Hepatitis C zu berücksichtigen, dass in je nach Stärke der Symptome und Höhe der Transaminasen 10–50% der Patienten das Virus auch spontan ausheilen können. Ziel zukünftiger Studien muss es sein, diese Patienten frühzeitig zu identifizieren, um eine unnötige Therapie zu vermeiden. Möglicherweise ist der HCV-Genotyp 3 mit einer häufigeren Ausheilung assoziiert (Lehmann et al. 2004). Die Arbeitsgruppe um Prof. Pape aus München hat in den letzten Jahren erfolgreich eine „wait-and-see"-Strategie verfolgt und nicht unmittelbar mit einer Therapie begonnen, sondern erst > 3 Monate nach der vermeintlichen Infektion nur die dann noch virämischen Patienten therapiert. Insgesamt scheinen mit dieser Therapie auch langfristige Ansprechraten von bis zu 90% erreichbar zu sein (Gerlach et al. 2003). Im Rahmen des Kompetenznetzes Hepatitis führen wir derzeit eine randomisierte Studie durch, die die beiden Therapiealternativen (sofortige Behandlung und „wait-and-see") direkt miteinander vergleicht (www.kompetenznetz-hepatitis.de/study_house/hcv_III_studie.htm). Weitere Informationen zu den aktuellen Studien und zur Folgestudie sind unter www.kompetenznetz-hepatitis.de oder direkt per E-Mail an HepNet@mh-hannover.de zu erhalten. Außerhalb von Studien sollte der Behandlungsbeginn bei akuter Hepatitis C sich nach Stärke der Symptomatik und am HCV-Genotyp orientieren, wie in Abb. 3.1 schematisch dargestellt (Wedemeyer et al. 2004).

Optimierung und Individualisierung der Standardtherapie der chronischen Hepatitis C

Die Standardtherapie der chronischen Hepatitis C mit pegylierten Interferonen und Ribavirin ist seit 2002 etabliert: Patienten, die mit dem HCV-Genotyp 1 infiziert sind, sollten 48 Wochen behandelt werden, während bei Patienten, die mit den HCV-Genotypen 2 oder 3 infiziert sind, eine 24-wöchige Behandlung ausreichend ist. Es wird empfohlen, nach 12 Wochen den Therapieerfolg zu kontrollieren (AASLD Konsensuskonferenz 2002, Fleig et al. 2004). Wenn sich kein Abfall der HCV-RNA um mindestens 2 log-Stufen eingestellt hat, ist die Behandlung abzubrechen. Ein Abfall der HCV-RNA um 2 log-Stufen hat einen negativ-prädiktiven Wert für ein Therapieansprechen von 97–100%. Diese Leitlinien geben klare Hilfen für die Praxis, berücksichtigen jedoch

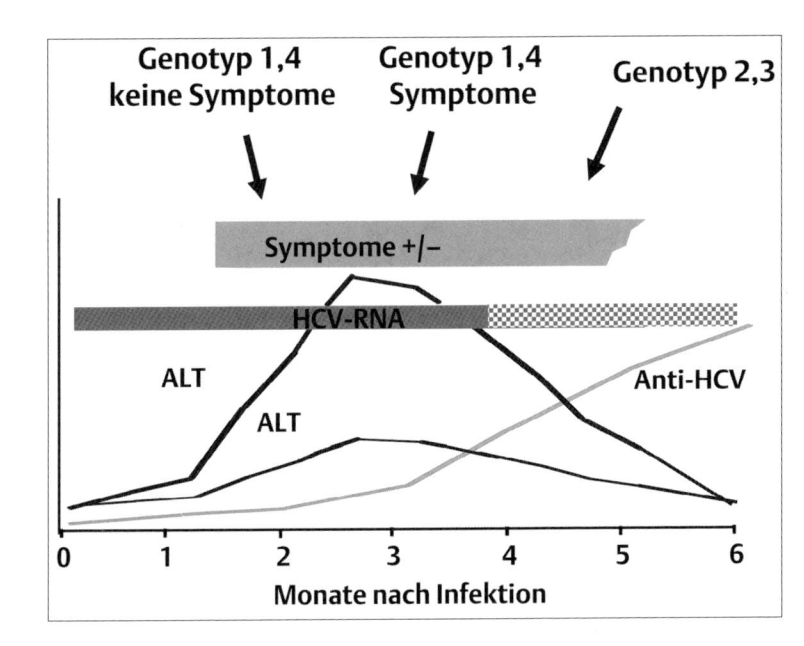

Abb. 3.1 Akute Hepatitis C: Behandlungsbeginn nach Symptomen und HCV-Genotyp.

nicht individuelle Faktoren. Für Genotyp-1-Patienten stellt sich die Frage, ob einige Patienten von einer längeren Therapie profitieren würden, während bei zahlreichen anderen Patienten wahrscheinlich auch eine kürzere Behandlung ausreichend sein sollte. Gleiches gilt für Patienten, die mit anderen HCV-Gcnotypen infiziert sind.

Genotyp 1

Mehrere Studien haben eine 72-wöchige Therapie bei Patienten mit einer HCV-Genotyp-1-Infektion evaluiert. Eine große deutsche Studiengruppe hat unter der Leitung von Thomas Berg (Berlin) die Effektivität von PEG-IFN-α-2a in Kombination mit Ribavirin bei 455 Patienten untersucht (Berg et al. 2003). In der Intent-to-treat-Analyse gab es keinen Unterschied zwischen Standardtherapie und verlängerter Behandlung. Allerdings zeigten weitere Analysen, dass bei Patienten, die ein verzögertes Ansprechen aufwiesen (Woche 12 noch HCV-RNA positiv, erst in Woche 24 HCV-RNA negativ), dass die Rückfallraten nach Ende der Therapie in der 72-Wochen-Therapiegruppe signifikant reduziert werden konnten. Demgegenüber ist bei Patienten, die vor Therapie eine niedrige Viruslast von $> 5 \times 10^6$ IU/ml und ein schnelles Ansprechen mit Negativierung der HCV-RNA bereits an Woche 4 zeigen, eine 24-wöchige Therapie mit PEG-IFN-α-2b plus Ribavirin ausreichend. Es bleibt allerdings festzuhalten, dass für beide Therapiekonzepte, längere und kürzere Therapie, letztlich jeweils deutlich weniger als 10% aller Patienten infrage kommen. Für die überwiegende Mehrzahl ist das derzeitige Standardvorgehen mit Abbruch nach 12 Wochen oder Therapie für knapp 1 Jahr weiterhin anzuwenden. Berücksichtigung kann noch ein nicht ausreichender Abfall in Woche 4 finden. Ein Abfall der HCV-RNA von weniger als eine Log-Stufe hatte in den PEG-Intron-Zulassungsstudien einen negativ-prädiktiven Wert von 95% für ein Therapieansprechen, es haben also nur 5% von einer Fortsetzung der Therapie über Woche 4 hinaus profitiert (Davis et al. 2003). Sollten also Patienten dieses frühe Kriterium eines Therapieansprechens nicht erfüllen und deutliche Nebenwirkungen zeigen, würden wir einen Abbruch der Behandlung bereits vor Woche 12 für gerechtfertigt halten.

Einen Vorschlag zum rationellen Einsatz der Diagnostik und zur Wahl der Therapiedauer für Patienten mit HCV-Genotyp 1 ist in Abb. 3.2 dargestellt.

Genotypen 2 und 3

Aufgrund der sehr guten Ansprechraten auf die nur 24-wöchige Therapie der chronischen HCV-Genotyp-2- oder -3-Hepatitis-C lag es auf der Hand, kürzere Therapien zu evaluieren. Dalgard

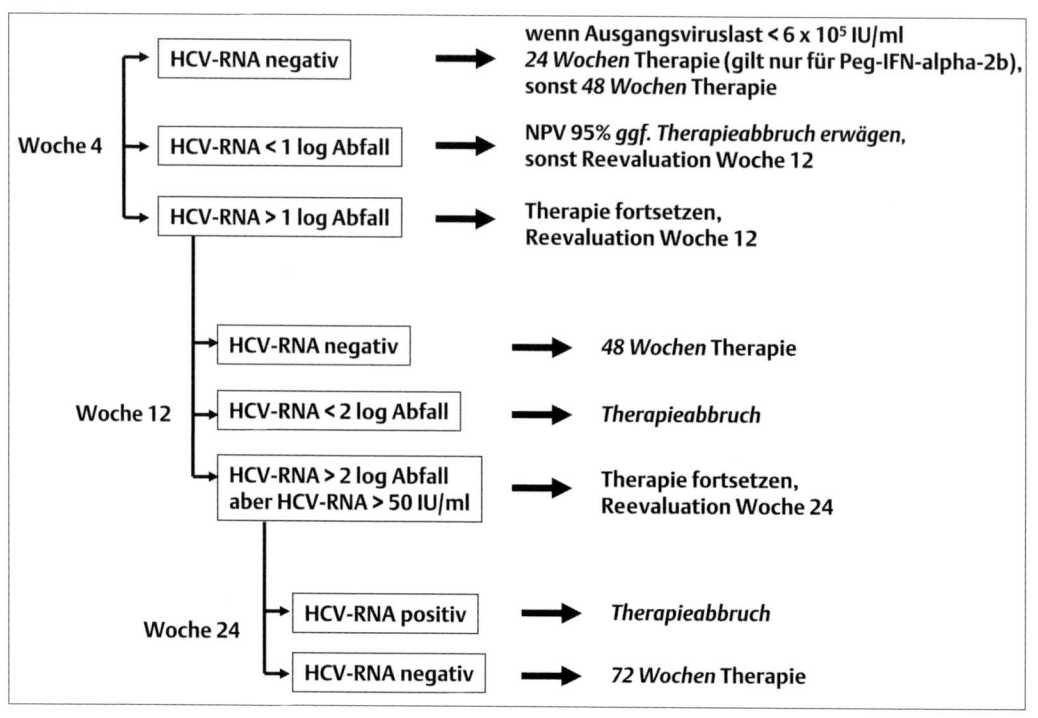

```
Woche 4  →  HCV-RNA negativ        →  wenn Ausgangsviruslast < 6 x 10^5 IU/ml
                                        24 Wochen Therapie (gilt nur für Peg-IFN-alpha-2b),
                                        sonst 48 Wochen Therapie

            HCV-RNA < 1 log Abfall →  NPV 95% ggf. Therapieabbruch erwägen,
                                        sonst Reevaluation Woche 12

            HCV-RNA > 1 log Abfall →  Therapie fortsetzen,
                                        Reevaluation Woche 12

Woche 12 →  HCV-RNA negativ         →  48 Wochen Therapie

            HCV-RNA < 2 log Abfall  →  Therapieabbruch

            HCV-RNA > 2 log Abfall
            aber HCV-RNA > 50 IU/ml →  Therapie fortsetzen,
                                        Reevaluation Woche 24

Woche 24 →  HCV-RNA positiv         →  Therapieabbruch

            HCV-RNA negativ         →  72 Wochen Therapie
```

Abb. 3.2 Vorschlag zur individualisierten Therapiedauer der chronischen Hepatitis C, HCV-Genotyp 1.

et al. berichteten Ende 2004 Daten einer nichtrandomisierten Studie, die für Patienten mit einem schnellen virologischen Ansprechen (HCV-RNA negativ an Therapiewoche 4) mit einer 14-wöchigen Behandlung mit 1,5 µg/kg PEG-IFN-α-2b plus Ribavirin (800–1400 mg täglich) in 90% der behandelten Patienten eine dauerhafte Viruselimination erreichen konnte (Dalgard et al. 2004). Eine deutsche Studie untersuchte die Effektivität von pegyliertem Interferon-α-2a in Kombination mit Ribavirin für 16 vs. 24 Wochen bei Woche-4-Respondern (von Wagner et al. 2005). Nur 13 von 153 Patienten hatten dieses frühe Ansprechen nicht erreicht. Diese Patienten wurden für 24 Wochen behandelt und zeigten leider nur in 39% ein Therapieansprechen. Somit muss gefragt werden, ob Patienten mit Genotyp 3 ohne virologisches Ansprechen in Woche 4 länger therapiert werden sollten. Für Patienten, die in Woche 4 HCV-RNA-negativ waren, machte es dagegen keinen Unterschied, ob sie für 16 oder 24 Wochen die Behandlung erhielten (SVR 82 vs. 81%). Dieses Ergebnis bestätigte frühere Daten zum pegylierten Interferon-α-2b, wonach Patienten mit Genotyp 2 besser ansprechen als Patienten mit Genotyp 3 (Zeuzem et al. 2004). Insbesondere HCV-Genotyp-3-Patienten mit hoher Viruslast scheinen eine längere Therapie zu benötigen.

Eine noch kürzere Therapie von nur 12 Wochen scheint ebenfalls für die Mehrzahl der Patienten möglich zu sein, wie Daten aus Italien zur Therapie mit PEG-IFN-α-2b plus Ribavirin zeigen (Abb. 3.3) (Mangia et al. 2005). Bei 88% der in Woche 4 negativen Patienten konnte mit insgesamt 12 Wochen Behandlung ein SVR erreicht werden, wobei die Rückfallraten in der 12-Wochen-Gruppe leicht höher als in der 24-Wochen-Gruppe waren. Jedoch konnten bei allen Patienten, die nach 12 Wochen Behandlung einen Rückfall hatten, durch eine erneute 24-wöchige Behandlung doch noch eine Ausheilung erreicht werden. Ein zusammenfassender Algorithmus zur Wahl der Therapiedauer bei Genotyp-3-Patienten ist in Abb. 3.4 dargelegt.

Genotypen 4 bis 6

In den Jahren 2003 und 2004 haben mehrere Studien gezeigt, dass bei einer chronischen Hepatitis

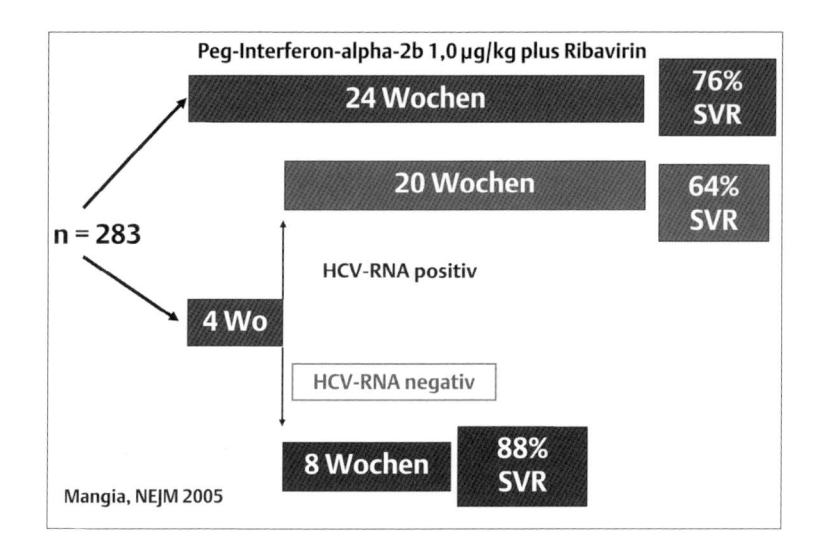

Abb. 3.3 12-Wochen-Therapie mit 1,0 µg/kg Peg-Interferon-α-2b plus Ribavirin bei HCV-Genotyp-2/3-Patienten.

C vom HCV-Genotyp 4 pegylierte Interferone konventionellen Interferonen eindeutig überlegen sind. Überraschenderweise war der Unterschied sehr viel deutlicher, als es in den Zulassungsstudien für andere Genotypen berichtet wurde (Khuroo et al. 2004). Eine Studie hat drei verschiedene Behandlungsdauern verglichen (24 vs. 36 vs. 48 Wochen) und gezeigt, dass eine halbjährige Behandlung beim Genotyp 4 nicht ausreichend ist (SVR nur 29%), zwischen dem 36-Wochen- und 48-Wochen-Arm aber keine Unterschiede zu verzeichnen waren (SVR 66 vs. 69%) (Kamal et al. 2005). Aufgrund dieser Daten kann für Patienten, die in Woche 4 HCV-RNA-negativ sind, die kürzere Therapie erwogen werden. Aufgrund der ausführlichen Erfahrungen zum Genotyp 1 würden wir aber mindestens die einjährige Behandlung für alle Patienten mit einem 2-log-Abfall ohne HCV-Negativierung in Woche 12 empfehlen. Allerdings ist die Datenlage insgesamt noch relativ dünn, sodass die Daten von Kamal et al. sicher noch von anderen Gruppen bestätigt werden sollten.

Mittlerweile liegen auch kleinere Studien zu den Genotypen 5 und 6 vor (Hui et al. 2003, Legrand-Abravanel et al. 2004). Diese Genotypen finden sich besonders im südlichen Afrika (Genotyp 5) und in Südostasien (Genotyp 6). Grundsätzlich scheinen die Ansprechraten für beide Genotypen leicht besser als beim Genotyp 1 zu sein. Bisher ist aber eine einjährige Behandlung anzuraten. Insbesondere für den Genotyp 6 könnte aber eine kürzere Behandlung in Zukunft möglich werden. Wir würden aktuell empfehlen, die Kinetik des Virusabfalls in Woche 4 und 12 zu bestimmen, und einen ähnlichen Algorithmus anzuwenden, wie für den Genotyp 1 in Abb. 3.**2** dargelegt.

Nonresponder-Patienten

Eine Re-Therapie von primären Therapieversagern auf eine Interferon-plus-Ribavirin-Kombinationstherapie mit pegyliertem Interferon und Ribavirin ist bei weniger als 20% der Patienten erfolgreich (Shiffman et al. 2004). Für Patienten mit HCV-Genotyp 1 und Leberzirrhose sind die virologischen Ansprechraten noch deutlich schlechter und liegen zum Teil unter 10%. Damit ist in der Regel eine einfache erneute Behandlung von Nonresponder-Patienten nicht indiziert. Dagegen sollten die mittlerweile selteneren Nonresponder der Interferon-Monotherapie durchaus noch einmal behandelt werden. Hier können bei bis zu 40% der Patienten Ausheilungen erreicht werden (Fleig et al. 2004).

Die Frage, ob eine zu niedrig dosierte Interferondauertherapie bei Nonresponder-Patienten hepatische Komplikationen wie Dekompensationen oder HCC-Entstehungen verhindern kann, wird derzeit in mehreren Studien untersucht. Neben einer vom Düsseldorfer Zentrum koordinierten Studie im Kompetenznetz Hepatitis (PEG-Interferon-α-2b) laufen weltweit 3 große Studien, die für 3–5 Jahre therapieren. Erste Zwischenauswertungen liegen in Abstraktform bisher nur für die COPILOT Studie vor, bei der Peg-Interferon-α-2b mit Colchicin verglichen wird. Hier war

HCV-Genotyp 2/3

Woche 4
- HCV-RNA negativ → 12 – 16 Wochen Therapie
- HCV-RNA positiv → Reevaluation Woche 12

Woche 12
- HCV-RNA negativ → (24 –) 48 Wochen Therapie
- HCV-RNA positiv → Therapieabbruch

HCV-Genotyp 4

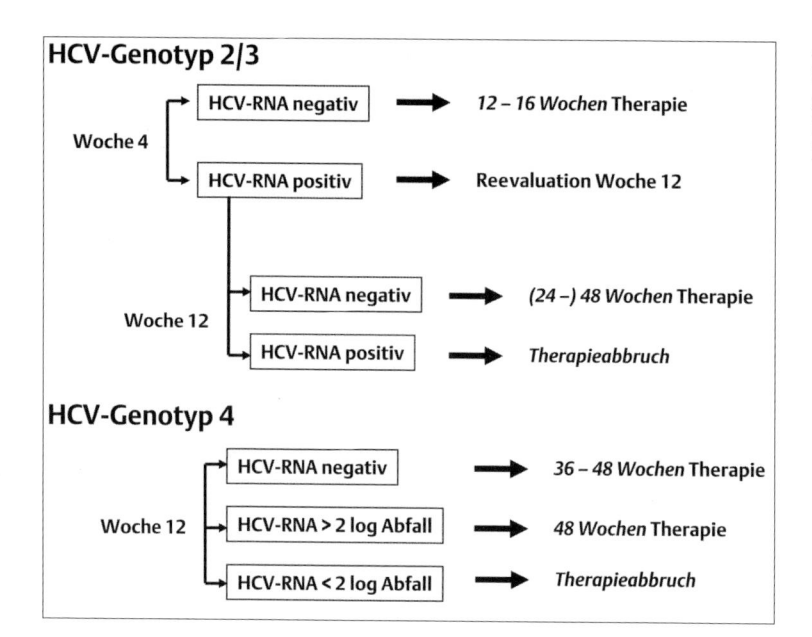

Woche 12
- HCV-RNA negativ → 36 – 48 Wochen Therapie
- HCV-RNA > 2 log Abfall → 48 Wochen Therapie
- HCV-RNA < 2 log Abfall → Therapieabbruch

Abb. 3.4 Vorschlag zur individualisierten Therapiedauer der chronischen Hepatitis C, HCV-Genotyp 2/3 und 4.

das PEG-IFN überlegen mit einem besseren „ereignisfreien Überleben". Der Vorteil des PEG-IFN bestand dabei nicht in einer Reduzierung von HCCs, sondern vielmehr in einer geringeren Rate von Ösophagusvarizenblutungen und Verschlechterungen des Child-Pugh-Scores. Bevor niedrig dosierte pegylierte Interferone für Nonresponder-Patienten jedoch allgemein empfohlen werden können, sollten die endgültigen Daten der COPILOT-Studie sowie die Ergebnisse der anderen Studien (HALT-C mit PEG-Interferon-α-2a und EPIC-3 mit PEG-Interferon-α-2b) vorliegen.

Zusammenfassend hat sich die Therapie der Hepatitis C weiter verbessert. Insbesondere die individuelle Anpassung verfügbarer Therapien spielt zunehmend bei der akuten und chronischen Hepatitis C eine Rolle. Allerdings ist die Entwicklung alternativer Therapiekonzepte für Nonresponder, Patienten mit Leberzirrhose und Patienten mit schweren Nebenwirkungen weiterhin dringend zu wünschen.

Literatur beim Autor

E-Mail: Wedemeyer.Heiner@mh-hannover.de

Aktuelle Aspekte der Behandlung der Hepatitis C bei HIV-Koinfektion

S. Mauss

Geografische Verteilung und Epidemiologie

Aktuelle Schätzungen der WHO gehen von etwa 40 Millionen HIV-Infizierten weltweit aus, die sich vor allem in Afrika und Asien konzentrieren. Im Vergleich dazu wird die Zahl der mit einer chronischen Hepatitis C Infizierten auf etwa 170 Millionen geschätzt. Hier liegt der Schwerpunkt auf Asien, dem nördlichen Afrika und dem mittleren Osten. Auch Süd- und Osteuropa weisen eine hohe Prävalenz auf. Dementsprechend ist die Inzidenz der HCV/HIV-Koinfektion in Ost- und Südeuropa besonders hoch. Dort sind bis zu 50% der HIV-Infizierten mit dem HCV-koinfiziert. Das Gleiche gilt auch für Regionen und Stadtteile der USA mit einem hohen Anteil nicht weißer Bevölkerung. Im Gegensatz dazu liegt die Prävalenz der HCV/HIV-Koinfektion in Mitteleuropa bei etwa 10–20%. In Südafrika liegt die derzeitige Prävalenz sogar unter 5%. Aufgrund der überwiegend parenteralen Übertragung des HCV sind im Wesentlichen i.v. Drogen konsumierende und hämophile Patienten betroffen. In Metropolen der westlichen Welt ist es darüber hinaus zu lokalen Epidemien unter homosexuellen Männern mit verletzenden Sexualpraktiken gekommen.

Natürlicher Verlauf, Mortalität und Einfluss der antiretroviralen Therapie

Aufgrund der beschleunigten Fibroseprogression bei HCV/HIV-koinfizierten Patienten und der bisher zurückhaltenden Therapie dieser Patientengruppe ist das Leberversagen infolge einer chronischen Hepatitis C zur dritthäufigsten Todesursache von HIV-infizierten Patienten geworden (Poynard 2003). In der französischen Krankenhauskohorte machte die durch HCV bedingte Sterblichkeit 9,3% aller Todesfälle aus. Nur karzinombedingte Todesfälle mit 10,7% und AIDS-bedingte Todesfälle mit 47,3% waren häufiger (Lewden 2005).

Damit gehört die Hepatitis C neben den Karzinomen zu den häufigsten therapeutisch ungelösten Todesursachen für HIV-Infizierte.

Initial wurde die antiretrovirale Therapie als mögliches hepatotoxisches Risiko für HCV/HIV-koinfizierte Patienten diskutiert. Aktuellere Daten belegen jedoch, dass eine gut wirksame antiretrovirale Behandlung den Verlauf der chronischen Hepatitis C bei koinfizierten Patienten günstig beeinflusst. So konnte in einer Studie zur Fibroseprogression von koinfizierten Patienten ein Fibrose verlangsamender Effekt einer virologisch wirksamen antiretroviralen Therapie gezeigt werden. Patienten mit einer effektiven Replikationshemmung der HIV-Infektion zeigten bei einem Immunstatus von weniger als 500 CD4-Lymphozyten/µl eine deutlich langsamere Fibroseprogression als Patienten mit einer antiretroviral nicht ausreichend kontrollierten HIV-Infektion. Für Patienten mit mehr als 500 CD4-Lymphozyten/µl war die virale Replikation ohne Einfluss auf die Fibroseprogression (Bräu 2004). Diese Ergebnisse stimmen gut mit einer retrospektiven Analyse des Einflusses einer antiretroviralen Therapie auf die leberbedingte Sterblichkeit von HCV/HIV-koinfizierten Patienten überein. Diese Arbeit, die hämophile Patienten mit Koinfektion ohne antiretrovirale Therapie, mit virologisch nicht optimal wirksamer und der Standardtherapie entsprechender antiretroviraler Kombinationstherapie verglich, wurde eine signifikante Reduktion der leberbedingten Mortalität für die Patienten mit antiretroviral effektiver Behandlung gezeigt (Abb. 3.**5**, Qurishi 2003). Die Ergebnisse dieser Studien lassen die Schlussfolgerung zu, dass eine virologisch supprimierende Behandlung der HIV-Infektion den natürlichen Verlauf der Hepatitis C günstig beeinflusst und die fibrosefördernde Wirkung der Immunsuppression infolge der HIV-Infektion eliminiert. Aus diesem Grund sollte HCV/HIV-koinfizierten Patienten eine antiretrovirale Therapie nicht vorenthalten werden. Die vorliegenden Studienergebnisse legen eher nahe, dass bei HCV/HIV-ko-

Gesamtsterblichkeit						Leberbedingte Sterblichkeit					

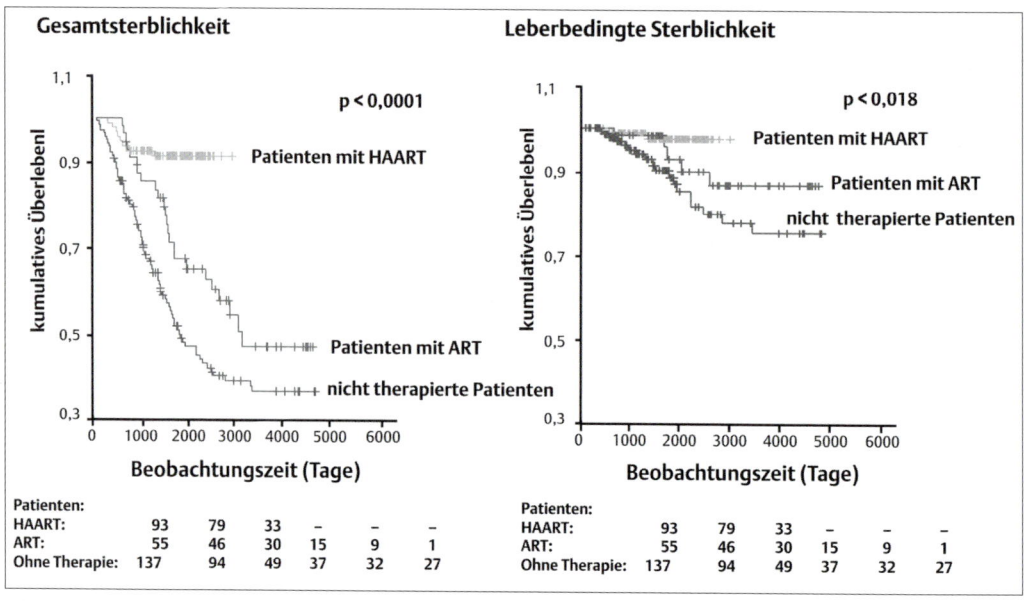

Abb. 3.5 ART und leberbedingte Mortalität bei HIV/HCV-koinfizierten Patienten.

Patienten:						Patienten:					
HAART:	93	79	33	–	–	–	HAART:	93	79	33	–	–	–
ART:	55	46	30	15	9	1	ART:	55	46	30	15	9	1
Ohne Therapie:	137	94	49	37	32	27	Ohne Therapie:	137	94	49	37	32	27

infizierten Patienten eine frühere Initiierung einer antiretroviralen Therapie die Fibroseprogression der Hepatitis C verlangsamen könnte. Die Ergebnisse von Bräu u. Mitarb. lassen den Schluss zu, dass eine Initiierung einer antiretroviralen Therapie oberhalb der derzeit bei etwa 300 CD4-Lymphozyten/μl angesiedelten Grenze für den Start einer antiretroviralen Kombinationstherapie sinnvoll sein könnte. Prospektive Studien zur Beantwortung dieser Fragestellung fehlen allerdings.

Therapiestudien der HCV/HIV-Koinfektion

Für die HCV/HIV-Koinfektion gibt es im Wesentlichen zwei große Therapiestudien, die methodisch und inhaltlich den aktuellen Therapiestandard definiert haben.

In der ersten der beiden Studien, die unter der Bezeichnung APRICOT bekannt wurde, ist mit einem dreiarmigen Studiendesign eine Kombination mit Interferon-α-2a 3 Mio. Einheiten dreimal wöchentlich in Kombination mit Ribavirin 800 mg pro Tag, mit einem zweiten Arm mit pegyliertem Interferon-α-2a 180 μg einmal wöchentlich sowie einem dritten Arm mit pegyliertem Interferon-α-2a 180 μg pro Woche plus Ribavirin 800 mg pro Tag verglichen worden (Abb. 3.6). Die Patientenzahl je Therapiearm betrug nahezu 300 Studienteilnehmer. Alle Patienten wurden über 48 Wochen, unabhängig vom HCV-Genotyp, behandelt. Die im Vergleich zu aktuellen Therapiestudien der chronischen Hepatitis C relativ niedrig gewählte und nicht gewichtsadaptierte Dosierung des Ribavirins wurde aufgrund von Sicherheitsbedenken gewählt. Es konnte gezeigt werden, dass Ribavirin die Phosphorylierung von Thymidinanaloga, einem zu dieser Zeit wichtigen Bestandteil der HIV-Therapie, inhibiert (Hoggard 1997, Vogt 1987).

Die Studienergebnisse von APRICOT sind die derzeit besten im Rahmen einer Studie erzielten Therapieergebnisse zur Behandlung der chronischen Hepatitis C bei HIV-koinfizierten Patienten. Ein langfristiger Therapieerfolg wurde für 40% aller Patienten, die mit der Kombination aus pegyliertem Interferon und Ribavirin behandelt wurden, erreicht (Abb. 3.7). Der Therapiearm mit pegyliertem Interferon als Monotherapie schnitt mit 20% Langzeitremissionen deutlich schlechter ab. Noch geringer war der Therapieerfolg für die Behandlung mit konventionellem Interferon und Ribavirin, die mit 12% langzeitigem Ansprechen das schlechteste Ergebnis erzielte. Schlüsselt man diese Ergebnisse nach den HCV-Genotypen auf, ergibt sich für die HCV-Genotypen 2 und 3 eine Ansprechrate von 62% für die Kombinationstherapie mit pegyliertem Interferon-α-2a

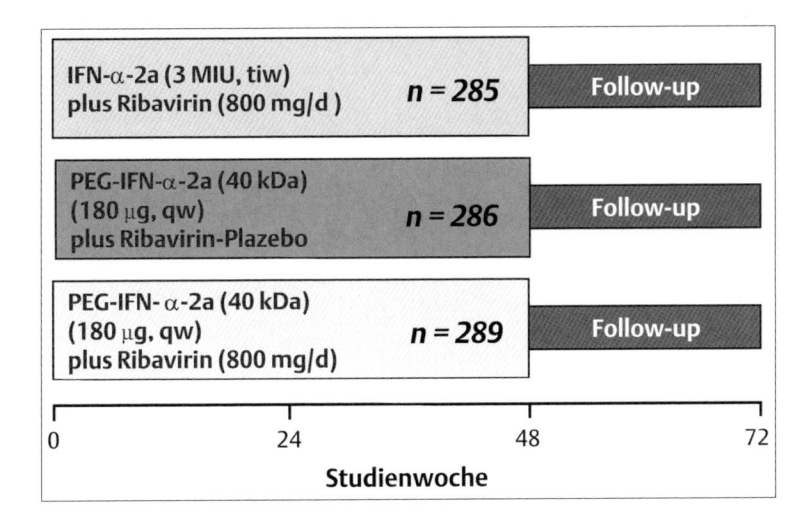

Abb. 3.6 Design der APRICOT-Studie.

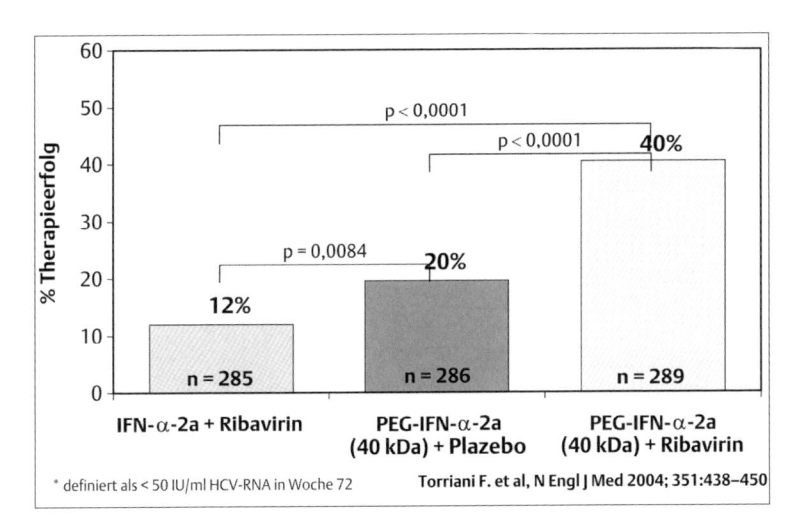

Abb. 3.7 Virologischer Langzeiterfolg (SVR)* der APRICOT-Studie.

* definiert als < 50 IU/ml HCV-RNA in Woche 72
Torriani F. et al, N Engl J Med 2004; 351:438–450

plus Ribavirin, während für den HCV-Genotyp 1 eine langfristige Remission für 29% der Patienten unter dieser Therapie erzielt wurde (Abb. 3.8). Unabhängig vom HCV-Genotyp erwies sich die Kombinationstherapie mit pegyliertem Interferon und Ribavirin den beiden anderen Behandlungsarmen überlegen.

In einer Analyse des prädiktiven Wertes des frühen virologischen Ansprechens auf die Therapie konnte gezeigt werden, dass die für die HCV-Monoinfektion etablierte „Drei-Monats-Regel" auch für koinfizierte Patienten gilt. Patienten, die innerhalb der ersten drei Monate keinen Abfall der HCV-RNA um mindestens den Faktor 100 (> 2 log) oder ein Abfallen der HCV-RNA unter die Nachweisgrenze von 50 IU/ml erzielt hatten, erreichten nur zu 2% einen langfristigen virologischen Therapieerfolg (Abb. 3.9). Im Gegensatz dazu erzielten immerhin 56% der Patienten mit einem frühen virologischen Ansprechen eine langfristige Remission ihrer Hepatitis C.

Die Verbesserung der Histologie war eng mit dem virologischen Ansprechen verknüpft (Lissen 2004). Für Patienten, die sich vor Beginn der Hepatitistherapie und sechs Monate nach Beendigung der Therapie einer Leberpunktion unterzogen, war eine Verbesserung der Leberhistologie bei Patienten mit einem virologischen Therapieerfolg deutlich häufiger nachweisbar (Abb. 3.10). Für Patienten ohne langfristigen Therapieerfolg zeigte sich ein uneinheitliches Bild, das keine sicheren Rückschlüsse auf die Auswirkung der In-

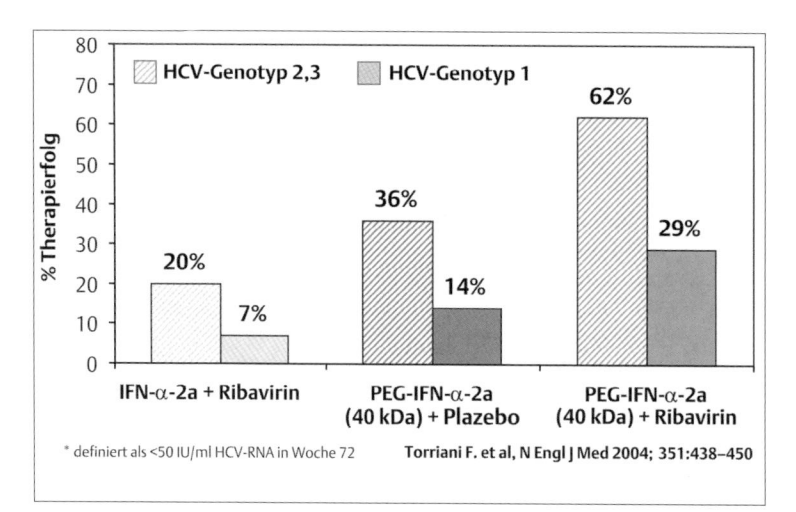

Abb. 3.8 Therapieerfolg* der APRICOT-Studie in Abhängigkeit vom HCV-Genotyp (Woche 72).

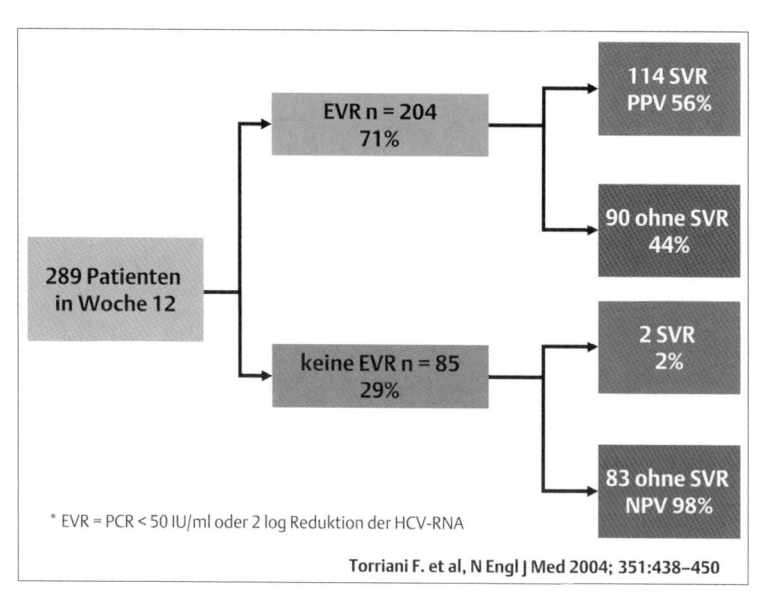

* definiert als <50 IU/ml HCV-RNA in Woche 72
Torriani F. et al, N Engl J Med 2004; 351:438–450

Abb. 3.9 Prädiktiver Wert des frühen virologischen Ansprechens (EVR*) PEG-IFN plus Ribavirin.

* EVR = PCR < 50 IU/ml oder 2 log Reduktion der HCV-RNA

Torriani F. et al, N Engl J Med 2004; 351:438–450

terferonbehandlung auf die Fibroseprogression zulässt (Abb. 3.**11**). Die Verbesserung der Histologie nach virologischem Therapieerfolg war unabhängig vom Therapiearm. Offensichtlich ist der virologische Erfolg und nicht die gewählte Therapiemodalität für die Verbesserung der Histologie entscheidend.

15 % der in APRICOT eingeschlossenen Patienten hatten eine Leberzirrhose. Die virologischen Erfolge für diese Patienten sind für die Kombination aus pegyliertem Interferon-α-2a plus Ribavirin mit 30 % etwas niedriger als für Patienten ohne Leberzirrhose (Abb. 3.**12**, Sasadeusz 2004). Dies reflektiert die Erfahrungen für HCV-monoinfizierte Patienten, die, obwohl ein virologischer Erfolg in der Therapie dieser Patienten sicherlich den nachhaltigsten Einfluss auf die Lebenserwartung haben dürfte, ein etwas schlechteres Ansprechen auf die aktuelle Standardtherapie zeigen.

Ein weiteres bemerkenswertes Ergebnis von APRICOT war die erstaunlich niedrige Rückfallrate von Patienten mit dem HCV-Genotyp 2 und 3 (Abb. 3.**13**), die lediglich 2 % betrug. Auch die Rückfallrate für Patienten mit dem HCV-Genotyp 1 lag mit 9 % eher niedrig verglichen zu anderen Studien mit HCV/HIV-koinfizierten Patienten (Abb. 3.**14**).

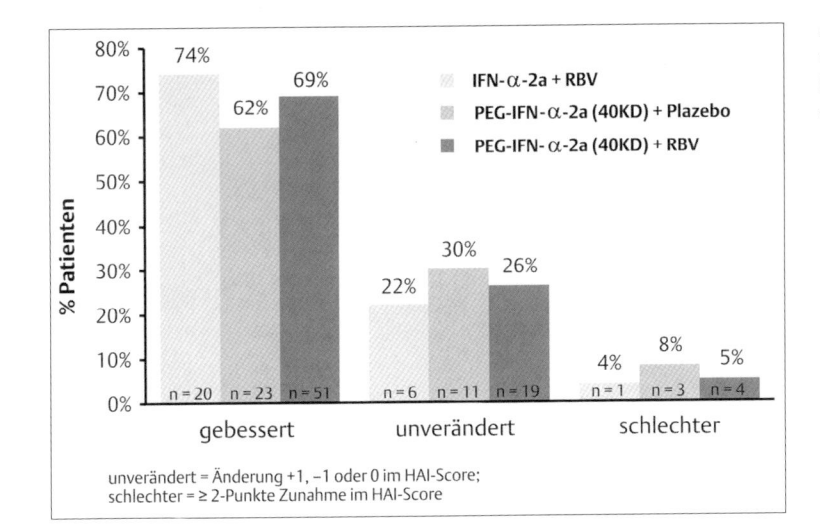

Abb. 3.10 Veränderung der Histologie für Patienten mit einem SVR in der APRICOT-Studie.

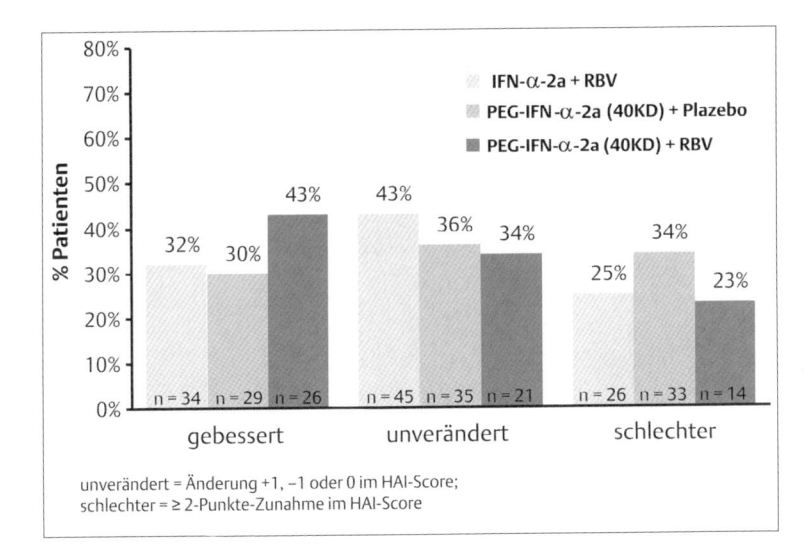

Abb. 3.11 Veränderung der Histologie für Patienten ohne SVR in der APRICOT-Studie.

Die zweite große Therapiestudie zur HCV/HIV-Koinfektion ist die französische RIBAVIC-Studie, die insgesamt 416 Patienten in zwei Behandlungsarme randomisierte (Abb. 3.**15**, Carrat 2004). In dieser Studie wurde pegyliertes Interferon-α-2a plus Ribavirin in der ebenfalls niedrigen Dosierung von 800 mg pro Tag mit konventionellem Interferon-α-2a plus Ribavirin 800 mg pro Tag verglichen. Auffällig war in dieser Studie die im Vergleich zu APRICOT deutlich höhere Abbruchrate, die im Wesentlichen auf Patientenwunsch oder „lost to follow up" und nicht durch unerwünschte Ereignisse bedingt war. Verglichen mit der APRICOT-Studie war das Therapieansprechen nach 48 Wochen Behandlung sowohl für Patienten mit dem HCV-Genotyp 2 und 3 mit etwa 40% in beiden Studienarmen als auch für Patienten mit dem HCV-Genotyp 1 mit 16%, bzw. 5% deutlich niedriger (Abb. 3.**16**). Gemeinsam ist beiden Studien, dass zumindest für den HCV-Genotyp 1 das pegylierte Interferon dem konventionellen Interferon überlegen ist. Dass die niedrigere Ansprechrate nicht notwendigerweise mit dem Typ des Interferons zu tun hat, zeigt eine kleinere spanische Studie, die einen langfristigen Therapieerfolg für gut 60% der Patienten mit dem HCV-Genotyp 2 oder 3 und etwa 40% für Patienten mit dem HCV-Genotyp 1 oder 4 mit Interferon erzielte (Laguno 2004).

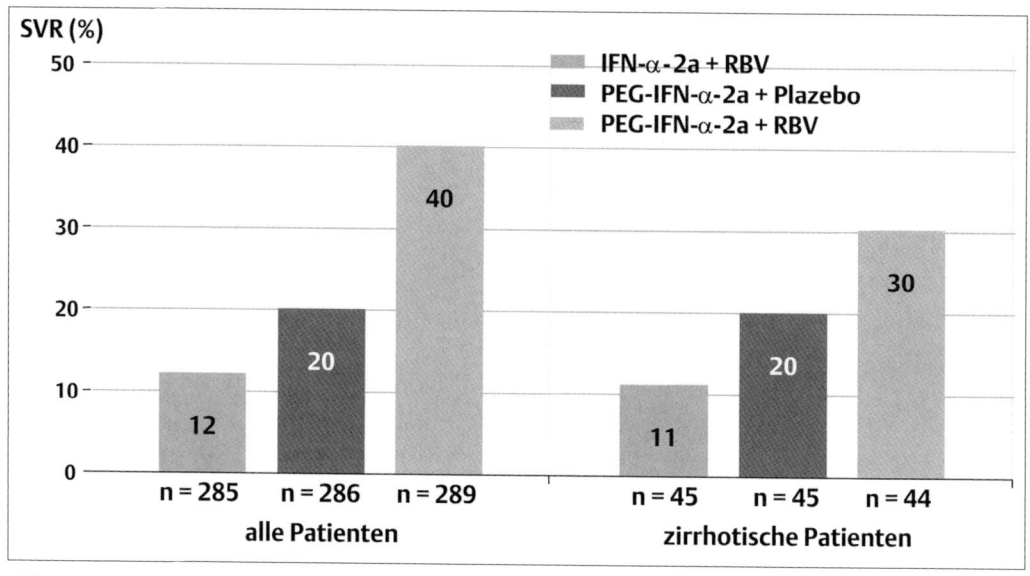

Abb. 3.12 Ergebnisse für Patienten mit Leberzirrhose aus der APRICOT-Studie.

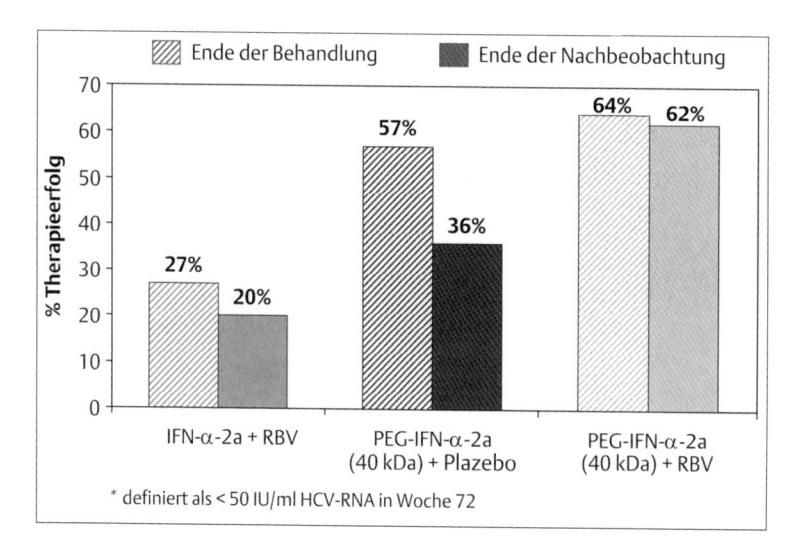

Abb. 3.13 Virologischer Erfolg* – Ende der Behandlung vs. Ende der Nachbeobachtung (Genotyp 2 und 3).

* definiert als < 50 IU/ml HCV-RNA in Woche 72

Bestrebungen, die Therapieergebnisse weiter zu verbessern, führen derzeit zu Studien mit einer verlängerten Behandlungsdauer für Patienten mit dem HCV-Genotyp 1. Eine kürzlich vorgestellte Studie untersuchte, ob durch eine Verlängerung der Therapiedauer eine bessere Ansprechrate für Patienten ohne früheren virologischen Erfolg zu erzielen ist (Planas 2005). Diese Strategie erwies sich als nicht erfolgreich, da trotz einer Behandlungsdauer von 72 Wochen nur einer von 27 verlängert therapierten Patienten einen langfristigen Therapieerfolg erzielte. Dies bestätigt erneut die bereits oben erwähnte „Drei-Monats-Regel", nach der eine Behandlung für Patienten, die innerhalb der ersten drei Monate kein deutliches Ansprechen auf die Hepatitistherapie erzielen, mit einer äußerst geringen Erfolgsaussicht verknüpft ist.

In der Sicherheit der Kombination mit pegyliertem Interferon und Ribavirin für HIV/HCV-koinfizierte Patienten ist bezüglich der häufigen unerwünschten Wirkungen kein wesentlicher Un-

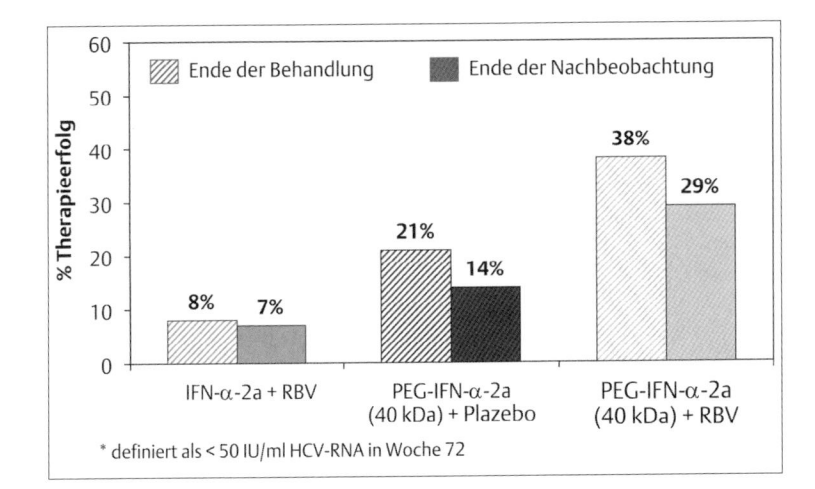

Abb. 3.14 Virologischer Erfolg* – Ende der Behandlung vs. Ende der Nachbeobachtung (Genotyp 1).

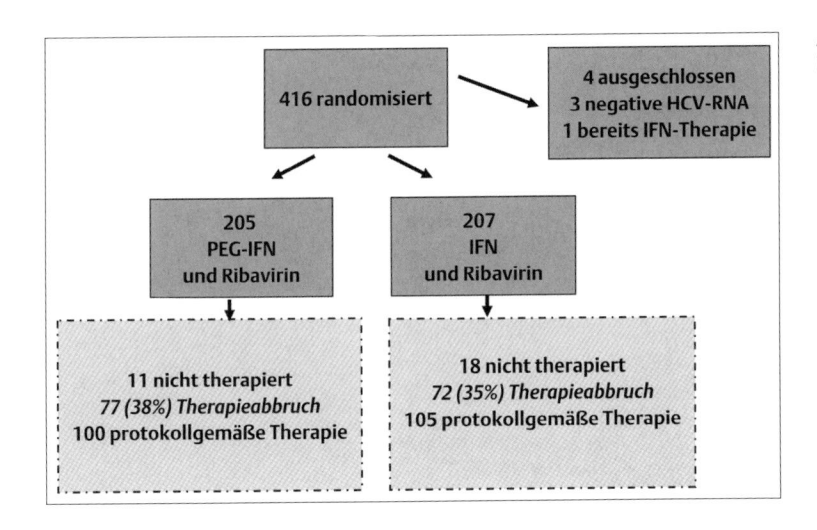

* definiert als < 50 IU/ml HCV-RNA in Woche 72

Abb. 3.15 Design der Ribavic-Studie.

terschied zu konventionellem Interferon festzustellen. Die häufigsten unerwünschten Wirkungen beziehen sich auf den grippeartigen Symptomkomplex, allgemeine Abgeschlagenheit, gastrointestinale Beschwerden und depressive Verstimmungen. Bezüglich der schweren unerwünschten Nebenwirkungen war kein wesentlicher Unterschied zwischen den beiden pegylierten Interferonen nachweisbar. Die Häufigkeit von Therapieabbrüchen infolge schwerer unerwünschter Nebenwirkungen in APRICOT betrug 12% und RIBAVIC 17% (Torriani 2004, Carrat 2004).

Infektiologische Komplikationen treten trotz einer deutlichen Suppression der absoluten CD4-Lymphozyten unter der Interferonbehandlung nur selten auf. Für APRICOT und RIBAVIC lagen solche Ereignisse in der Größenordnung von 2–3%. AIDS-definierende Erkrankungen wurden bei weniger als 1% der Studienteilnehmer beobachtet. Eine Erklärung könnte der Anstieg des prozentualen CD4-Anteils an den Gesamtlymphozyten sein, der im Gegensatz zu dem Abfall der absoluten CD4-Zellzahl steht. Zusätzlich besitzt Interferon antiretrovirale Eigenschaften. Pegyliertes Interferon-α-2a reduzierte die HIV-RNA bei den Patienten ohne vollständige virologische Suppression um nahezu ein log (Abb. 3.16).

Auffällig war in der APRICOT-Studie eine auffällige Häufung von Leberversagen, die ausschließlich zirrhotische Patienten betraf (Abb. 3.17). 14 von 133 zirrhotischen Patienten erlitten eine Leberdekompensation während der Therapie. Dies entspricht 10% aller zirrhotischen

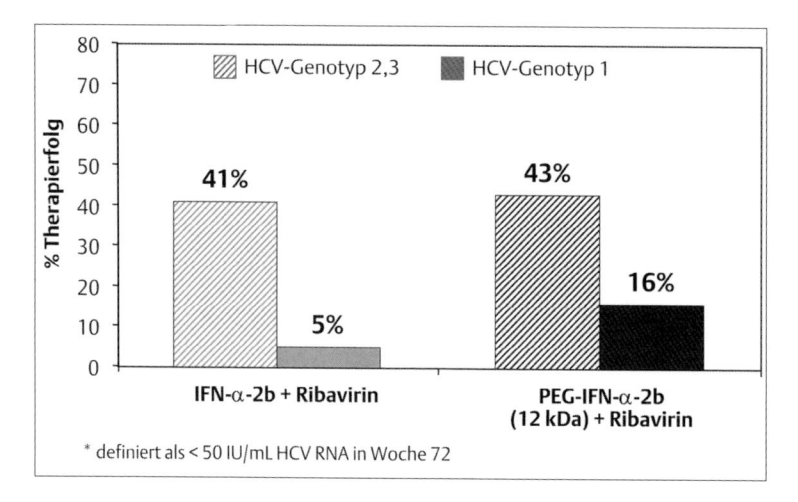

Abb. 3.16 RIBAVIC – Therapieerfolg in Abhängigkeit vom HCV-Genotyp (Woche 72).

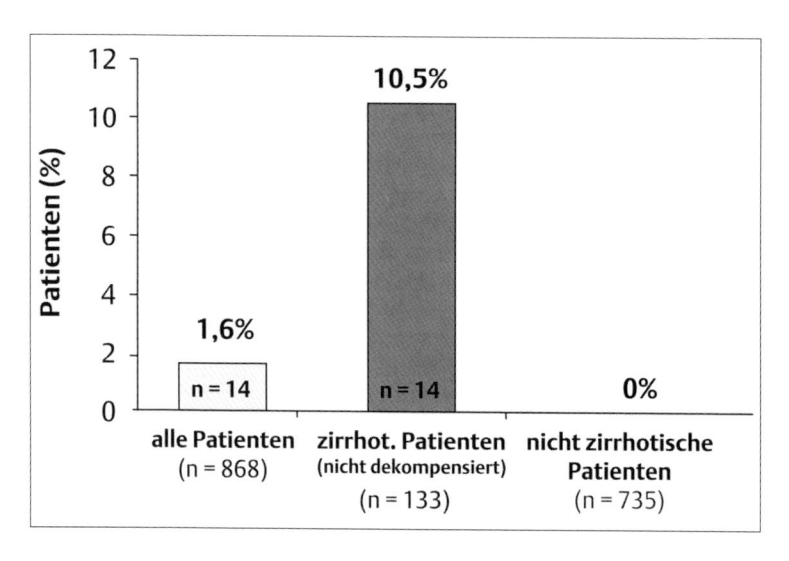

* definiert als < 50 IU/mL HCV RNA in Woche 72

Abb. 3.17 Leberdekompensation in der APRICOT-Studie.

Patienten. Sieben dieser Patienten verstarben infolge ihrer hepatischen Dekompensation. Eine statistische Analyse der Risikofaktoren dieser Patienten ergab Laborveränderungen, die eine fortgeschrittene Leberzirrhose signalisieren, wie ein erhöhtes Bilirubin, ein niedriges Hämoglobin, erniedrigte Thrombozyten und erhöhte alkalische Phosphatase sowie das antiretrovirale Medikament Didanosin (Mauss 2004). Didanosin wurde anfänglich bevorzugt während einer Interferon- und Ribavirinbehandlung eingesetzt, da In-vitro-Daten eine Verstärkung der Phosphorylierung von Didanosin durch Ribavirin nachgewiesen haben. Auch in RIBAVIC wurden gehäuft Leberdekompensationen beobachtet, wobei hier eine Analyse der Risikofaktoren nicht vorliegt.

Aufgrund der Ergebnisse der Risikoanalyse von APRICOT sollte Didanosin bei koinfizierten Patienten vermieden werden. Diese Empfehlung wird durch weitere aus der RIBAVIC-Studie stammende Beobachtungen unterstrichen, die eine deutlich höhere Inzidenz von Pankreatitiden und Laktatazidosen in Zusammenhang mit einer Therapie von Didanosin festgestellt haben.

Damit sollte als Teil des Nebenwirkungsmanagements koinfizierter Patienten die antiretrovirale Therapie vor Einleitung einer Therapie der chronischen Hepatitis C optimiert werden. Dazu gehört eine Vermeidung von Didanosin und gegebenenfalls Stavudin, das ebenfalls gehäuft mit Laktatazidosen assoziiert ist. Zusätzlich sollte erwähnt werden, dass Zidovudin in Kombination mit Ribavirin die regelhaft auftretende Anämie verstärkt. Falls möglich sollte deshalb auch Zidovudin vor Initiierung einer Therapie der chronischen Hepatitis C ausgetauscht werden. Bei Änderung der antiretroviralen Therapie sind allerdings bestehende Resistenzen zu beachten, um ein antiretrovirales Therapieversagen möglichst zu vermeiden.

Schlussfolgerung

Zusammenfassend ist festzuhalten, dass pegylierte Interferone einen Fortschritt in der Therapie der HCV/HIV-Koinfektion, insbesondere in der Behandlung des therapeutisch besonders problematischen HCV-Genotyps 1, darstellen. In den Studien waren schwere Komplikationen insgesamt selten. Unter den für HCV/HIV-koinfizierte Patienten spezifischen schweren Komplikationen sind insbesondere Laktatazidosen und Pankreatitiden in der RIBAVIC-Studie im Zusammenhang mit Didanosin und Stavudin zu erwähnen. Wichtig ist weiterhin das Auftreten von Leberdekompensationen bei Patienten mit bestehender Leberzirrhose. Auch ist Didanosin neben den Anzeichen einer fortgeschrittenen Leberzirrhose ein wichtiger Risikofaktor.

Andererseits sind infektiologische Komplikationen trotz einer deutlichen Reduktion der CD4-Lymphozyten und einer häufig ausgeprägten Neutropenie selten. Diese Laborveränderungen sollten nur im Zusammenhang mit klinischen Ereignissen zu einem Abbruch oder einer Dosismodifikation der Hepatitistherapie führen.

In der nahen Zukunft werden Therapiestudien mit höheren Ribavirindosierungen und verlängerten Therapiedauern, vor allem für Patienten mit dem HCV-Genotyp 1, eine Verbesserung des Therapieergebnisses anstreben. Zusätzlich dürften supportive Maßnahmen, wie der Einsatz von Erythropoetin, die Adhärenz und dadurch wahrscheinlich den Therapieerfolg verbessern.

Literatur beim Autor

E-Mail: maussst@compuserve.com

Neue Therapieansätze in der Behandlung der chronischen Virushepatitis B und C

C. Sarrazin

Einleitung

Sowohl bei der Hepatitis-B- als auch bei der Hepatitis-C-Virusinfektion stehen effektive Therapiemöglichkeiten zur Verfügung. Während bei der Hepatitis B neben der Therapie mit Interferon-α bereits zwei Polymeraseinhibitoren zur Behandlung zugelassen sind und gegenwärtig eine Reihe weiterer direkt antiviraler Substanzen in Studien untersucht wird, stellt die Gabe von Peg-Interferon-α und Ribavirin als Standardtherapie die einzige verfügbare Therapiemöglichkeit der Hepatitis C dar. Spezifische Inhibitoren der Hepatitis-C-Protease und -Polymerase werden zukünftig die Behandlung der Hepatitis C wesentlich erweitern, befinden sich gegenwärtig aber erst in Phase-1- und -2-Studien.

Sowohl bei der Hepatitis-B- als auch Hepatitis-C-Virusinfektion finden sich viele Patienten mit fortgeschrittener Leberzirrhose, einer bereits erfolgten Lebertransplantation oder sonstigen relativen und absoluten Kontraindikationen gegenüber einer Interferon-/Ribavirin-basierten Therapie. Für diese Patienten stellt eine Behandlung mit direkt antiviralen Substanzen zur Hemmung der Virusreplikation die einzige effektive Therapiemöglichkeit dar. Durch Kombinationen der Interferon-basierten Behandlung mit den neuen direkt antiviralen Substanzen eröffnet sich darüber hinaus die Chance einer Verbesserung der bisherigen Standardtherapieschemata mit Steigerung der Ansprechraten bzw. Verkürzung der Therapiedauer.

Hepatitis B

Die Therapiemöglichkeiten der Hepatitis-B-Virusinfektion sind auf der etablierten Behandlung mit Interferon-α in den letzten Jahren durch die effektive Hemmung der Hepatitis-B-Virus(HBV)-Replikation durch Polymeraseinhibitoren wesentlich erweitert worden. Gegenwärtig wird einerseits eine Optimierung der Indikation und Effektivität der Interferon-basierten Therapie durch den Einsatz pegylierter Interferone und verschiedener Kombinationsansätze angestrebt. Zum anderen sind in Deutschland bereits zwei Polymeraseinhibitoren zur Therapie der Hepatitis B zugelassen und es befindet sich eine Reihe von neuen direkt antiviralen Substanzen zur Hemmung der HBV Replikation in Phase-1- bis -3-Studien, die mit verschiedenen antiviralen Effektivitäten und Resistenzprofilen in ihrem Nutzen für die Therapie der chronischen Hepatitis B als Mono- oder Kombinationstherapie eingeordnet werden müssen. Dabei sind jeweils die Subgruppen von Patienten mit einer HBeAg-positiven bzw. -negativen chronischen Hepatitis B zu unterscheiden. Während bei Patienten mit einer HBeAg-positiven Hepatitis B das Therapieziel der Serokonversion zu anti-HBe-Antikörpern und entsprechendem Verlust des HBeAg, typischerweise auch mit einer dauerhaften Suppression der HBV-Replikation und Normalisierung der Leberwerte einhergeht und eine weitere antivirale Therapie entbehrlich macht, müssen Patienten mit einer HBeAg-negativen Variante vermutlich häufig lebenslang antiviral behandelt werden.

Neue Substanzen und Resistenzen

Neue Substanzen

Zurzeit sind in Deutschland neben Interferon-α-2a und -2b sowie Peg-Interferon-α-2a das Nukleosidanalogon Lamivudin und das Nukleotidanalogon Adefovir zur Therapie der Hepatitis-B-Virusinfektion zugelassen.

Gegenwärtig befindet sich weltweit eine Reihe verschiedener direkt antiviral wirksamer Substanzen zur Behandlung der Hepatitis B in Phase-1- bis -3-Studien (Tab. 3.**5**). Für Entecavir, das seit März 2005 in den Vereinigten Staaten von Amerika für die Therapie der Hepatitis B zugelassen ist, wird eine Zulassung in der EU/Deutschland im Jahr 2006 erwartet. Zusätzlich sind die Substanzen Peg-Interferon-α-2b, Emtricitabin

Tab. 3.5 Interferone und Polymeraseinhibitoren zur Therapie der Hepatitis B

Substanz/-gruppe	Firma	Zulassung/Studie	Kommentar
Interferon-α			
Interferon-α-2a	Roche	1992	gentech. Herstellung 1986
Interferon-α-2b	Essex/Schering-Plough	1992	gentech. Herstellung 1985
PEG Interferon-α-2a	Roche	3/2005	
PEG Interferon-α-2b	Essex/Schering-Plough	Phase 3	seit 2000 für HCV zugelassen
Nukleosidanaloga			
Lamivudin	GlaxoSmithKline	1999	seit 1994 für HIV zugelassen
Entecavir	Bristol-Myers Squibb	Phase 3	seit 3/2005 in USA für HBV
Emtricitabine	Gilead	Phase 3	seit 2003 für HIV zugelassen
Telbivudine	Idenix	Phase 3	
Valtorcitabine	Idenix	Phase 1/2	
Clevudine	Pharmasset	Phase 1/2	
Elvucitabine	Achillion	Phase 1/2	
Nukleotidanaloga			
Adefovir	Gilead	2003	
Tenofovir	Gilead	Phase 3	seit 2002 für HIV zugelassen
Pradefovir	Valeant	Phase 2	
LB80380	Anadys	Phase 1/2	
Alamifovir	Eli Lilly	Phase 1/2	

und Tenofovir erhältlich, da eine Zulassung für die HCV- bzw. HIV-Infektion besteht (Tab. 3.5).

In den laufenden klinischen Studien wurde für die verschiedenen Nukleosid- (Entecavir, Emtricitabin, Telbivudin, Valtorcitabin, Clevudin, Elvucitabin) und Nukleotidanaloga (Tenofovir, Pradefovir, LB80380, Alamifovir) eine hohe antivirale Aktivität mit Reduktion der HBV-DNA-Konzentration um 2–6 log10 Stufen (basierend auf Kopien/ml) bei Patienten mit HBeAg-positiver und -negativer chronischer Hepatitis B bei geringem Nebenwirkungsprofil im Rahmen einer 4–52-wöchigen Therapiedauer nachgewiesen. Begleitend wurde eine Normalisierung der Transaminasen, ein HBeAg-Verlust und eine Verbesserung der histologischen Entzündungsaktivität in einzelnen Studien untersucht. Eine abschließende und vergleichende Bewertung der antiviralen Potenz der Substanzen ist gegenwärtig bei teilweise kleinen Patientenzahlen und uneinheitlichen Studienprotokollen nicht möglich. In der Tab. 3.6 sind virologische, serologische und biochemische Daten der Substanzen, für die bereits Studienergebnisse vorliegen, zusammengefasst. Bei HBe-Antigen-positiven Patienten mit chronischer Hepatitis B steigen die HBe-Antigen/anti-HBe Serokonversionsraten mit zunehmender Therapiedauer weiter an und erreichen in den verschiedenen Studien nach 1–3 Jahren Werte von 30–50% (Gish et al. 2005a, Lai et al. 2004, Lai et al. 2005, Lai et al. 2005a, Lai et al. 2005b, Lai et al. 2004a, Lai et al. 2002, Snow et al. 2005, Soon et al. 2004, Sullivan-Bloya et al. 2005, van Bömmel et al. 2004, Yoo et al. 2005, Yoo et al. 2005a).

Resistenzen

Bei der Hepatitis-B-Virusinfektion kommt es aufgrund der Fehler bei der Replikation zur Generierung von genomischen Varianten. Unter einer antiviralen Therapie mit einem HBV-spezifischen Polymeraseinhibitor kann es zur Selektion von Varianten mit Mutationen, die die Wirkungseffektivität des Nukleo(t)sidanalogons einschränkten, kommen. Diese Varianten besitzen wegen ih-

Tab. 3.6 Virologisches, serologisches und biochemisches Ansprechen auf die Therapie mit PEG-Interferon und HBV-Polymeraseinhibitoren

Substanz	Dauer Wochen	n	HBV DNA Reduktion[1]	HBe-Ag Verlust	Resistenz-entwicklung	Normalisierung ALT
PEG-Interferon						
PEG Interferon-α 2a	48	448	4,3 log10	30%	–	39%
PEG Interferon-α 2b	52	136	≈ 2,3 log10	29%	–	34%
Nukleosidanaloga						
Lamivudin 100 mg/die	52	687	4,9 log10	23%	8%	77%
Entecavir 0,5 mg/die	24	46	4,7 log10	0%	≈ 2%	69%
Emtricitabine 200 mg/die	48	33	2,9 log10	50%	9%	84%
Telbivudine 600 mg/die	52	680	5,8 log10	26%	4,5%	76%
Valtorcitabine 900 mg/die	4	6	3,0 log10	k.A.	k.A.	k.A.
Clevudine 30 mg/die	24	245	4,7 log10	10%	k.A.	72%
Nukleotidanaloga						
Adefovir 10 mg/die	48	287	3,7 log10	24%	1%	60%
Tenofovir 300 mg/die[2]	48	35	5,5 log10	35%	k.A.	85%
Pradefovir 30 mg/die	24	48	5,0 log10	k.A.	k.A.	k.A.
LB80380 90 mg/die[3]	12	14	2,9 log10	k.A.	k.A.	k.A.
Alamifovir 2,5–20 mg/die	4	66	1,5–2,6 log10	k.A.	k.A.	k.A.

[1] Abfall der HBV-DNA-Konzentration (Kopien/ml) von vor Therapiebeginn zum Therapieende
[2] Patienten mit Lamivudin-Resistenz und teilweise HIV-Koinfektion bzw. Nierentransplantation
[3] Patienten mit Lamivudin-Resistenz
k.A. keine Angabe

rer Replikationsfähigkeit in Gegenwart der direkt antiviralen Substanz einen Selektionsvorteil. Kommt es unter Therapie nach einem initialen Abfall der Viruslast zu einem Durchbruch mit Wiederanstieg der HBV-DNA-Konzentration, liegt typischerweise die Entwicklung einer resistenten Mutante vor.

Die Entwicklung von resistenten Mutanten ist mit Raten von 20, 35 und 50% für Lamivudin, bzw. 1, 5–22 und 15–28% für Adefovir nach 1, 2 und 3 Jahren relativ gut untersucht (Fung et al. 2005, Hadziyannis et al. 2005, Marcellin et al. 2005). Für die verschiedenen neuen Nukleo(t)-sidanaloga liegen bisher nur wenige oder keine Daten für die Wahrscheinlichkeit einer Resistenzentwicklung vor (Tab. 3.6). Durch Resistenzuntersuchungen aus klinischen Studien als auch in vitro konnte ein Profil der Kreuzresistenzen der verschiedenen Nukleo(t)sidanaloga erstellt werden. Dabei zeigt sich, dass eine Reihe von Nukleosiden gegenüber der M204I/V-Mutation (YMDD-Motiv) mit und ohne weitere Mutationen im Polymerasegen eine Resistenz aufweist (Lamivudin, Emtricitabin, Telbivudin, weniger ausgeprägt Entecavir). Auch Clevudin ist gegenüber einer Lamivudin-resistenten Mutante nicht aktiv. Das Nukleotid Adefovir ist dagegen gegenüber einer A181V- und N236T-Mutation unwirksam und auch das strukturell nur gering verschiedene Tenofovir weist eine reduzierte Empfindlichkeit gegenüber Adefovir-resistenten Mutanten auf. Zwischen den verschiedenen Mutanten besteht keine Kreuzresistenz, sodass Adefovir oder Tenofovir z.B. bei einer Lamivudinresistenz und umgekehrt wirksam bleibt (Perrillo et al. 2000, van Bömmel et al. 2004, Zoulim et al. 2005).

Kombinationstherapie

Durch eine Kombinationstherapie der chronischen Hepatitis B mit mehreren Inhibitoren der HBV-Polymerase (Nukleo(t)sidanaloga) könnte ein synergistischer Effekt erzielt werden, mit dem möglicherweise eine Resistenzentwicklung verzögert, die Konzentration der cccDNA im Kern der Leberzellen vermindert und damit letztlich eine dauerhafte immunologische Kontrolle der HBV-Infektion erzielt werden kann. Für eine besonders effektive Therapie ist es vermutlich günstig, Substanzen mit unterschiedlichen Angriffspunkten bei der Hemmung der HBV-Polymerase zu kombinieren. Adefovir, Tenofovir und Entecavir hemmen primär das Priming bei der reversen Transkription, während Lamivudin und Emtricitabin sowie Clevudin im Wesentlichen einen inhibitorischen Effekt bei der Synthese der Minus- bzw. Plus-Strang-DNA haben. Der exakte Angriffspunkt von Telbivudin ist bisher nicht bekannt. Weiterhin sollten die kombinierten Substanzen keine Kreuzresistenzen aufweisen, sodass eine Kombination aus Nukleo(t)sidanaloga günstig erscheint (Zoulim et al. 2005).

Kürzlich wurden Ergebnisse einer Studie vorgestellt, bei der Patienten mit einer Entwicklung einer Resistenz gegenüber einer Lamivudin-Therapie entweder auf eine Adefovir-Monotherapie umgestellt oder mit einer Kombinationstherapie aus Lamivudin und Adefovir weiterbehandelt wurden. Hierbei zeigte sich eine signifikant niedrigere Wahrscheinlichkeit für die Entwicklung einer Adefovir-resistenten Mutante für Patienten mit einer Kombinationstherapie aus Lamivudin und Adefovir im Vergleich zur Adefovir-Monotherapie (Lampertico et al. 2005). Gegenwärtig wird daher empfohlen, bei einer direkt antiviralen Therapie mit der alleinigen Gabe von Lamivudin und der Entwicklung einer Lamivudin-resistenten Mutante unter Fortführung der Lamivudin-Therapie die Behandlung mit Adefovir zu ergänzen.

Hepatitis C

Durch Einführung der Kombinationstherapie aus Standard-Interferon-α und dem Nukleosidanalogon Ribavirin Ende der 90er-Jahre kam es zu einer wesentlichen Verbesserung der Therapie der chronischen Hepatitis C mit dauerhaften Ansprechraten von durchschnittlich 41%. Eine weitere Verbesserung der virologischen Ansprechraten, insbesondere bei Patienten mit einer Genotyp-1-Infektion, wurde schließlich durch die Zulassung der pegylierten Interferone in den Jahren 2001/2002 mit durchschnittlichen Ansprechraten von heutzutage 54–56% erreicht (Fried et al. 2002, Manns et al. 2001). Generell sprechen dabei Patienten mit einer Genotyp-2,3-Infektion besser auf die Therapie an und werden in der Standardtherapie lediglich 24 Wochen behandelt, als Patienten mit einer Genotyp-1-Infektion, bei denen die Standardtherapie über 48 Wochen durchgeführt wird. Neue Therapieansätze bei der chronischen Hepatitis C resultieren einerseits aus den Kontraindikationen/Nebenwirkungen und dem Versuch der Optimierung der virologischen Ansprechraten der gegenwärtigen Peg-Interferon/Ribavirin-Standardtherapie. Zum anderen steht für Patienten mit fehlendem Ansprechen als auch für Patienten mit Rückfall nach Therapieende gegenwärtig keine Standardtherapie zur Verfügung, weshalb völlig neue Therapieansätze, insbesondere mit der direkten Hemmung des HCV-Replikationszyklus, erforscht werden.

Re-Therapie für Rückfall-Patienten und Nonresponder

Bei Patienten ohne dauerhaftes Ansprechen auf eine Therapie mit Peg-Interferon plus Ribavirin werden Nonresponder-Patienten, bei denen unter der Therapie die HCV-RNA kontinuierlich im Blut nachweisbar bleibt, und Rückfall-Patienten, bei denen trotz negativer HCV-RNA unter Therapie ein Rückfall nach Therapieende mit wieder nachweisbarer HCV-RNA im Blut eintritt, unterschieden.

Aufgrund der Verbesserung der Therapie in den letzten Jahren ist es allgemeiner Konsens, Nonrespondern und Rückfallpatienten auf eine Interferon-Monotherapie eine erneute antivirale Therapie mit Peg-Interferon plus Ribavirin zu empfehlen (Zeuzem et al. 2004). Entsprechende Studien haben dauerhafte virologische Ansprechraten von 28% für Nonresponder und 49% für Rückfallpatienten auf eine Peg-Interferon plus Ribavirin Re-Therapie nachgewiesen (Davis et al. 1998, Shiffman et al. 2004).

Kommt es zu einem Rückfall nach einer Therapie mit Peg-Interferon plus Ribavirin, kann durch eine Behandlung mit der gegenwärtigen Standardtherapie aus Peg-Interferon plus Ribavirin mit einem 40–50%igen dauerhaften virologischen Ansprechen gerechnet werden, sodass auch hier bei vielen Patienten ein erneuter Therapieversuch gerechtfertigt ist (Poynard et al. 2005).

Für Nonresponder nach einer Peg-Interferon-plus-Ribavirin-Kombinationstherapie gibt es keine einheitlichen Therapieempfehlungen. Erste Daten einer Zwischenauswertung der EPIC-3-Studie von Patienten mit Nichtansprechen auf eine Peg-Interferon-plus-Ribavirin-Kombinationstherapie, die mit einem Standardprotokoll

Tab. 3.7 Neue Substanzen zur Therapie der Hepatitis-C-Virusinfektion

Substanzklasse/Name	Firma	Studie	Wirkprinzip	Kommentar
Interferon/Immunmodulator				
Albuferon	Human Genome Science	Phase 2	IFN an Albumin	HWZ 148 h, 2–4 Wochen Dosisintervall
Isatoribine/ANA245	Anadys	Phase 2	TLR7-Agonist	
Actilon/CPG10 101	Coley	Phase 2	TLR9-Agonist	
Ribavirin				
Viramidine	Valeant	Phase 3	Ribavirin Prodrug	verminderte Anämie
Proteaseinhibitor				
BILN2061	Böhringer-Ingelheim	Phase 1		Entwicklung gestoppt
VX-950	Vertex	Phase 2		+ Kombination mit IFN
SCH503034	Schering-Plough	Phase 2		+ Kombination mit IFN
ITMN A und B	InterMune	Phase 1		
GS9132/ACH-806	Achillion	Phase 1		
Polymeraseinhibitor				
Valopicitabine/NM283	Idenix	Phase 2	2'-C-Methyl-cytosin (NM107)	NM283 = prodrug von NM107
R1479	Roche	Phase 1	4'-Azidocytosin	
HCV796	ViroPharma/Wyeth	Phase 1		nicht-nukleosidischer Polymeraseinhibitor
BILB1941	Böhringer-Ingelheim	Phase 1		
JTK103	Japan Tobacco	präklin.		

aus Peg-Interferon-α-2b plus Ribavirin behandelt wurden, zeigen dauerhafte virologische Ansprechraten von durchschnittlich 14%, wobei Patienten mit einer Genotyp-2/3-Infektion insgesamt besser ansprechen als Genotyp-1-Patienten (47 vs. 10%) (Poynard et al. 2005). Insgesamt sollte diesen Patienten eine Behandlung möglichst in Studien empfohlen werden.

Neue Substanzen im Rahmen der Standardtherapie

Für die bestehende Standardtherapie aus Peg-Interferon plus Ribavirin befindet sich eine Reihe von Substanzen entweder als Ersatz eines der Standardmedikamente oder als zusätzliche Medikation in klinischen Studien (Tab. 3.7).

Bei der Substanz Albuferon, die ein Molekulargewicht von 85,7 kDa aufweist, handelt es sich um Interferon α, das an Albumin gekoppelt ist. Dadurch kommt es zu einer extrem verlängerten Halbwertszeit mit 148 Stunden und einem Dosisintervall von 2–4 Wochen. Albuferon wird gegenwärtig in einer Phase-2-Studie in Kombination mit Ribavirin untersucht. Erste Ergebnisse aus einer Dosisfindungsstudie zeigen einen Abfall der HCV-RNA-Konzentration um bis zu 3 log10 IU/ml-Stufen nach 4 Wochen bei einer Gabe zum Therapiebeginn und in Woche 2 (Bain et al. 2005).

Konsensusinterferon stellt ein synthetisches Interferon aus einer Konsensusaminosäuresequenz aller bekannten menschlichen α-Interferonsubtypen dar und ist zur Therapie der chronischen Hepatitis C in Kombination mit Ribavirin zugelassen. Es wird gegenwärtig insbesondere bei Nonrespondern mit einer dreimal wöchentlichen oder hochdosierten täglichen Gabe in Kombination mit Ribavirin in Studien untersucht (Cornberg et al. 2005).

Viramidin ist eine Vorstufe von Ribavirin (Prodrug). Es wird erst in der Leber zu Ribavirin verstoffwechselt. Dadurch werden die Serumspiegel von Ribavirin vermindert. Durch die Gabe von Viramidin als Ersatz für Ribavirin könnte daher bei gleichen virologischen Ansprechraten die Anämie als Nebenwirkung des Ribavirins verringert werden. Ergebnisse einer Phase-2-Studie zeigten eine ähnlich hohe virologische Wirksamkeit einer Peg-Interferon-α-2a Kombinationstherapie mit 1200 mg Viramidine pro Tag im Vergleich zur Standardtherapie von Peg-Interferon-α-2a mit Ribavirin (37 vs. 44% durchschnittliche dauerhafte Ansprechrate). Eine relevante Anämie (< 10 g/dl) trat in der Viramidin-Gruppe mit 2% dabei wesentlich seltener auf, als unter der Gabe von Ribavirin mit 27% (Gish et al. 2005). Viramidin befindet sich gegenwärtig in einer Phase-3-Studie.

Bei verschiedenen Studien mit 200 mg Amantadin täglich in Kombination mit Peg-Interferon plus Ribavirin wurden sowohl bei einer Ersttherapie als auch bei der Behandlung von Nonrespondern uneinheitliche Ergebnisse publiziert. In einigen Studien kam es zu einer Verbesserung der Ansprechraten unter der Triple-Therapie, während dies bei anderen nicht der Fall war (Berg et al. 2003, Brillanti et al. 2000, Ferenci et al. 2005, Mangia et al. 2005, Teuber et al. 2003, Younossi et al. 2005). In einer Metaanalyse ergab sich bisher kein signifikanter Vorteil für die Gabe von Amantadin (Deltenre et al. 2004), sodass insgesamt, wenn überhaupt, nur von einer schwachen antiviralen Aktivität des Amantadin gegenüber HCV auszugehen ist. Gegenwärtig wird in einer großen deutschen Multicenterstudie (PRAMA) an über 700 Patienten mit einer HCV-Genotyp-1-Infektion überprüft, ob eine Triple-Therapie mit einer höheren Amantadindosis (400 mg täglich) in Kombination mit Peg-Interferon-α-2a und Ribavirin der Standardkombinationstherapie überlegen ist.

Toll-like-Rezeptoren (TLR) setzen nach Aktivierung durch intra- oder extrazelluläre Pathogene oder spezifische Agonisten eine breite Kaskade adaptiver und angeborener immunologischer Reaktionen in Gang. Isatoribine wurde als TLR7-Agonist bei Patienten mit chronischer Hepatitis C in einer ersten klinischen Studie als Monotherapie über 7 Tage eingesetzt. Dabei zeigte sich bei guter Verträglichkeit eine antivirale Aktivität mit einem mittleren Abfall der HCV-RNA um 0,8 log 10-Stufen (Horsmans et al. 2005). Ähnliche Ergebnisse wurden kürzlich für den TLR9-Agonisten Actilon in einer Dosisfindungsstudie über 4 Wochen mit einem Abfall der HCV-RNA von ≥ 1 log10 Stufen berichtet (McHutchison et al. 2005). Gegenwärtig werden beide TLR-Agonisten in weiteren Studien auch in Kombination mit Interferon untersucht.

Weiterhin werden alternative therapeutische Ansätze mit z.B. HCV-Hüllproteinvakzinen in Studien untersucht. Hier konnten erste Ergebnisse mit einem signifikanten Abfall der HCV-RNA Konzentration bei einzelnen Patienten berichtet werden (Manns et al. 2004).

Fibroseprogressionshemmung

Patienten, die auf eine Peg-Interferon-plus-Ribavirin-Therapie nicht angesprochen haben, sind häufig mit dem Genotyp 1 infiziert und weisen nicht selten eine fortgeschrittene Lebererkrankung auf. Daher wird in mehreren Studien der Ansatz verfolgt, durch eine Langzeittherapie mit niedrig dosiertem Peg-Interferon-α die weitere Progression der Leberfibrose aufzuhalten und damit auch die Häufigkeit möglicher klinischer Komplikationen der Leberzirrhose zu vermindern. Abschließende Ergebnisse aus den drei laufenden großen Studien zur Langzeittherapie mit niedrig dosiertem Peg-Interferon (COPILOT, EPIC-3, HALT-C) liegen noch nicht vor.

Aus der COPILOT-Studie zur Behandlung der chronischen Hepatitis C bei Patienten mit fehlendem Ansprechen auf eine Interferon-basierte Therapie und fortgeschrittener Lebererkrankung mit Colchicin vs. 50 µg/die Peg-Interferon-α-2b über insgesamt 4 Jahre wurden Ergebnisse einer Zwischenauswertung nach 2 Jahren vorgestellt. Dabei zeigte sich ein Trend zur Überlegenheit der niedrig dosierten Peg-Interferontherapie gegenüber Colchicin hinsichtlich der klinischen Endpunkte Lebertransplantation, Leberzellkarzinom, Ösophagusvarizenblutung und zunehmendes Leberversagen. Damit gibt es erste Hinweise, dass bei Patienten mit fortgeschrittener Leberfibrose eine niedrig dosierte Langzeittherapie mit Peg-Interferon-α von Nutzen sein könnte (Afdhal et al. 2004).

Direkt antiviral wirksame Substanzen

Basierend auf einem analogen Wirkungsprinzip wie bei der chronischen Hepatitis B oder der HIV-Infektion befindet sich gegenwärtig eine Reihe direkt antiviral wirksamer Substanzen zur Hemmung des HCV-Replikationszyklus in der präklinischen und teilweise bereits frühen klinischen Entwicklung.

In Tab. 3.7 sind verschiedene direkt antivirale Substanzen zur spezifischen Hemmung der HCV NS3/4A-Protease bzw. der NS5B RNA-Polymerase wiedergegeben. Eine Reihe weiterer Substanzen befindet sich in der präklinischen Entwicklung. Für 3 Proteaseinhibitoren (BILN2061, VX-950 und SCH503034) sowie einen Polymeraseinhibitor liegen bereits Ergebnisse von Phase-1/2-Studien vor.

Unter der alleinigen Gabe der Proteaseinhibitoren BILN2061, VX-950 und SCH503034 für 2–14 Tage kommt es zu einem mittleren Abfall der HCV-RNA-Konzentration um ca. 2–4 log 10 IU/ml Stufen (Hinrichsen et al. 2004, Lamarre et al. 2003, Reesink et al. 2005, Reiser et al. 2005, Zeuzem et al. 2005). Relevante Nebenwirkungen traten während dieser Kurzzeitstudien nicht auf. Bei allen Patienten kam es nach Absetzen des Proteaseinhibitors zu einem Wiederanstieg der HCV-RNA-Konzentration in den Bereich der Ausgangswerte. Für BILN2061 zeigte sich durchschnittlich ein geringerer Abfall der HCV-Viruslast bei Patienten mit einer Genotyp-2- oder -3-Infektion im Vergleich zu mit HCV-Genotyp 1 infizierten Patienten, was auf die relative Spezifität des Proteaseinhibitors für einen bestimmten Genotyp aufgrund der hohen Sequenzvariabilität des HCV hinweist (Hinrichsen et al. 2004, Reiser et al. 2005). Die weitere klinische Entwicklung von BILN2061 wurde wegen kardiotoxischer Nebenwirkungen im Tierversuch gestoppt (Reiser et al. 2005). Insgesamt konnte anhand von Untersuchungen der HCV-Viruskinetik eine hocheffektive Blockierung der Virusproduktion durch die Therapie mit BILN2061 von > 99% nachgewiesen werden, die damit deutlich über der Effektivität von Interferon-α-basierten Therapien mit 55–95% lag (Hermann et al. 2006). Für VX-950 und SCH503034 wurde zusätzlich bei einer kombinierten Gabe zusammen mit Peg-Interferon eine Verstärkung des HCV-RNA-Abfalls im Vergleich zur Proteaseinhibitor-Monotherapie nachgewiesen (Zeuzem et al. 2005a), was auf eine Verbesserung der Interferon-Wirkung unter der spezifischen Hemmung der NS3/4A-Protease, wie bereits in vitro beschrieben wurde, hinweist (Foy et al. 2003). Gegenwärtig wird in Phase-2-Studien überprüft, ob bei HCV-Genotyp-1-Patienten durch eine kombinierte Therapie mit den Proteaseinhibitoren SCH 503034 bzw. VX-950 und Peg-Interferon ± Ribavirin die Standardtherapie durch eine Verkürzung der Therapiedauer bzw. eine Steigerung der Ansprechraten verbessert werden kann.

Aufgrund der Replikationseffektivität des Hepatitis-C-Virus verbunden mit einer hohen Fehlerrate der HCV-RNA-Polymerase bilden sich innerhalb eines Patienten HCV-Varianten (HCV-Quasispezies). Unter der Therapie mit einem spezifischen Inhibitor eines HCV-Enzyms besteht damit äquivalent zur HBV und HIV-Infektion die Gefahr einer Selektion von resistenten Virusvarianten. Für den hocheffektiven Proteaseinhibitor VX 950 konnte eine solche Selektion von resistenten Varianten bei suboptimalen Blutkonzentrationen des Medikamentes bzw. suboptimalem initialen Abfall der HCV-RNA-Konzentration nachgewiesen werden. Dabei werden niedrig von hoch resistenten Varianten unterschieden, die gleichzeitig auch eine verminderte Replikationseffektivität aufwiesen (Sarrazin et al. 2005). Im Replikonmodell konnten teilweise kreuzresistente und teilweise unterschiedlich resistente Mutanten für die verschiedenen HCV-Proteaseinhibitoren nachgewiesen werden (Lin et al. 2005, Lin et al. 2004, Yi et al. 2005).

Für die Therapie mit einem spezifischen Inhibitor der HCV-NS5B-RNA-Polymerase liegen bisher lediglich Ergebnisse für den nukleosidischen Polymeraseinhibitor Valopicitabin (NM283) vor. Valopicitabin ist eine Vorstufe des in der Leber gebildeten NM107 (2′-Methylcytosin). Unter der Monotherapie mit Valopicitabine kommt es zu einem mittleren Abfall um ca. 1 bzw. 2 log 10-Stufen HCV-RNA IU/ml nach 12 bzw. 24 Wochen bei Nonrespondern auf eine Interferon-basierte Therapie bzw. bei therapienaiven Patienten (Afdhal et al. 2005, O'Brien et al. 2005). Eine Interimsanalyse einer Kombinationstherapie aus Valopicitabin mit Peg-Interferon zeigt, ähnlich wie bei der Kombinationstherapie mit einem Proteaseinhibitor, eine Verstärkung des antiviralen Effektes im Vergleich zur alleinigen Gabe des Polymeraseinhibitors (O'Brien et al. 2005). Auch hier wird mit der Kombinationstherapie versucht, die Effektivität der Standardtherapie der HCV-Infektion zu verbessern und erste Ergebnisse mit dauerhaften Ansprechraten werden für Anfang 2007 erwartet.

Literatur beim Autor

E-Mail: christoph.sarrazin@uniklinikum-saarland.de

Behandlung der akuten Hepatitis C bei HIV-Koinfektion

M. Vogel, J. K. Rockstroh

Epidemiologie und Transmission

In den letzten Jahren fand sich unter männlichen, homosexuellen HIV-positiven Patienten eine deutliche Zunahme akuter Hepatitis-C-Virusinfektionen, die in der Mehrzahl sexuell übertragen wurden. Dies wurde europaweit insbesondere in Ballungszentren wie London, Berlin, Paris und Amsterdam beobachtet (Vogel et al. 2005, Gilleece et al. 2005, Gambotti et al. 2005, Gotz et al. 2005). Diese Häufung sexuell übertragener Hepatitis-C-Infektionen ist bemerkenswert, da bislang Untersuchungen serodiskordanter heterosexueller Paare auf eine schlechte sexuelle Übertragbarkeit der Hepatitis-C-Infektion hindeuteten (Tahan et al. 2005). Befragungen von Patienten mit sexuell aquirierter HCV-Infektion deuten darauf hin, dass begleitende sexuell übertragbare Erkrankungen und sexuelle Praktiken mit einem hohen Risiko einer Mukosaverletzung, wie etwa Fisting, wesentliche Risikofaktoren zur vereinfachten Übertragung der akuten Hepatitis-C-Infektion darstellen (Gambotti et al. 2005, Gotz et al. 2005).

Behandlung

Die insgesamt schlechteren Behandlungserfolge der chronischen Hepatitis-C-Virusinfektion bei HIV-infizierten Patienten im Vergleich zu HCV-monoinfizierten Patienten und der raschere Progress der chronischen Hepatitis hin zu Endstadien der Zirrhose und ihren Komplikationen drängt die Frage auf, inwieweit eine frühe Behandlung der akuten Hepatitis-C-Infektion mit einem besseren Therapieansprechen vergesellschaftet ist und ob ein weiteres Fortschreiten verhindert werden kann. Immunologische Untersuchungen der akuten Hepatitis-C-Infektion und klinische Daten sprachen für eine frühe Intervention. Die Evolution des Virus innerhalb des Wirts mit Ausbildung von Quasispezies und dem Verlust von Zielantigenen (Farci et al. 2000), aber auch eine durch Dysregulation des Immunsystems bedingte Entstehung einer Immuntoleranz (Ulsenheimer et al. 2003) sind die wesentlichen Faktoren, welche eine Chronifizierung begünstigen. Klinische Erfahrungen mit dem Einsatz von Interferonen in der akuten Hepatitis-C-Infektion bei Monoinfizierten, aber auch erste retrospektive Daten HIV-infizierter Patienten, waren sehr ermutigend und zeigten anhaltende virologische Ansprechraten (sustained virological response (SVR), negative HCV-RNA 24 Wochen nach Behandlungsende) bei 90–100% der Patienten (Vogel 1999, Vogel et al. 2005, Jaeckel et al. 2001).

Daten aus Deutschland

Mittlerweile liegen erste prospektive Daten aus England und Deutschland zur Behandlung der akuten HCV-Infektion bei HIV-koinfizierten Patienten vor (Gilleece et al. 2005, Vogel et al. 2005). In der deutschen multizentrischen Studie sind mittlerweile 60 Patienten eingeschlossen. 24-Wochen-Daten liegen für 41 Patienten vor.

Einschlusskriterien waren der Nachweis einer HIV-Infektion, eine neu diagnostizierte Hepatitis-C-Virusinfektion mit nachweisbarer HCV-RNA sowie das Vorliegen einer akuten Hepatitis-C-Infektion. Eine akute HCV-Infektion lag vor, wenn 2 von 3 Kriterien in den letzten 4 Monaten vor Diagnose erfüllt waren:
1. Serokonversion der Anti-HCV-Antikörper,
2. Anstieg der Lebertransaminasen ALT > 350 U/l bei zuvor normalen Transaminasen,
3. Risikoexposition gegenüber HCV.

Die wesentlichen Charakteristika der Patienten zu Beginn der Studie sind in Tab. 3.**8** aufgeführt. Die überwiegende Mehrzahl der Patienten wies Genotyp-1-Infektionen (n = 28) auf. Die anderen Genotypen waren wie folgt verteilt: Genotyp 2: n = 2, Genotyp 3: n = 5, Genotyp 4: n = 4, Genotyp 1 + 2 Doppelinfektion: n = 1, nicht typisierbar: n = 1. Zehn der Patienten lehnten eine Behandlung ab, in der Folge zeigte sich bei sieben dieser Patienten ein chronischer Verlauf mit dauerhaf-

Tab. 3.8 Deutsche multizentrische Studie

	Median	Range
Alter (Jahre)	38	24–47
HIV-RNA (Kopien/ml)	238	<50–2 190 000
CD4 (Zellen/μl)	414	148–905
HCV-RNA (IU/ml)	775 000	20 192–23 000 000
ALT_{max} (U/l)	424	61–1844
$ALT_{Tx-Beginn}$ (U/l)	248	13–1310
Norm. Labor bis Tx (d)	119	0–250
Diagnose bis Tx (d)	33	0–185

tem Nachweis von Hepatitis-C-Viruslast. 31 Patienten wurden über 24 Wochen mit pegyliertem Interferon α behandelt. Ribavirin in Standard-Dosierung (1000–1200 mg pro Tag, nach Körpergewicht) wurde nach einer Protokolländerung zusätzlich bei Genotyp-1- oder -4-Infektionen empfohlen. Ein Ansprechen am Behandlungsende (end of treatment (ETR), negative HCV-RNA zu Ende der Behandlung, Woche 24) zeigte sich in einer Intent-to-treat-Analyse bei 19 von 31 Patienten (61 %, Abb. 3.18). Dabei zeigte sich kein Unterschied im Ansprechen zwischen Genotyp-1- oder -4-Infektionen (13 von 24 Patienten, 54 %) versus Genotyp 2 oder 3 (4 von 6 Patienten, 67 %, p = 0,447). In einer Faktorenanalyse hinsichtlich einem Ansprechen am Behandlungsende zeigte sich eine hohe ALT zu Diagnose (p = 0,050) und negative HCV-RNA in Woche 4 oder 8 (p = 0,018) sowie in Woche 12 (p = 0,002) als prädiktiv für ein Ansprechen am Behandlungsende. Statistisch zeigte sich kein Einfluss von Alter (p = 0,055), zeitlicher Dauer zwischen Diagnose und Therapiebeginn (p = 0,315), CD4-Zellzahl (p = 0,311), HIV-RNA (p = 0,983) und HCV-RNA zum Zeitpunkt der Diagnose (p = 0,582). Eine Subgruppenanalyse der Patienten mit HCV-Genotyp 1 oder 4 hinsichtlich eines Vorteils einer Interferon-plus-Ribavirin-Kombinationstherapie zeigte keinen Behandlungsvorteil der zusätzlich mit Ribavirin behandelten Patienten (p = 0,447). Daten zum Anhalten der virologischen Response liegen aktuell für 11 Patienten mit initialem Ansprechen am Behandlungsende vor; hier zeigte sich bislang bei keinem der Patienten ein Rückfall mit Wiederanstieg der HCV-RNA.

Tab. 3.9 Nebenwirkungen unter pegylierter Interferon plus Ribavirin Therapie.

Grad 1/2 Nebenwirkungen bei 24/31 Patienten
– neurologische Symptomatik (n = 14)
– Influenza-Symptomatik (n = 11)
– Blutbild-Veränderungen (n = 5)
– Abgeschlagenheit (n = 4)
– gastrointestinale Beschwerden (n = 3)
– rezidivierende/schwere bakterielle Infekte (n = 2)
– Gewichtsverlust (n = 2)
– Hautveränderungen (n = 2)
– Hypothyreose (n = 1)

Grad 3/4 Nebenwirkungen bei 2/31 Patienten
– Neutropenie III, Therapiepausen Wochen 8 und 10
– Transaminasenanstieg III Therapieabbruch Woche 1

Insgesamt zeigte sich eine gute Verträglichkeit der Therapie. Eine genaue Auflistung der Grad-1/2- bzw. Grad-3/4-Nebenwirkungen findet sich in Tab. 3.9. Leichte bis mittelschwere Nebenwirkungen fanden sich bei 24 von 31 behandelten Patienten. Schwere Nebenwirkungen traten bei zwei Patienten auf und führten zu Therapiepausen in Woche 8 und 10 im Rahmen einer Neutropenie Grad III und einem Therapieabbruch in Woche 1 nach einem Grad-III-Transaminasenanstieg.

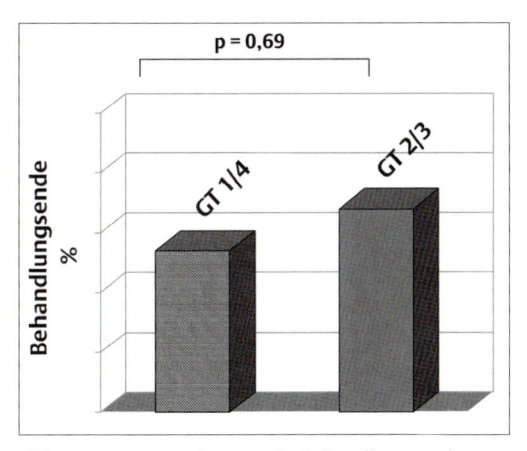

Abb. 3.18 Ansprechen nach Behandlungsende von Genotyp 1 oder 4 vs. Genotyp 2 oder 3 in einer Intent-to-treat-Analyse.

Daten aus England

Neben Erfahrungen aus Deutschland liegen derzeit prospektive Daten zur Behandlung und zum Spontanverlauf der akuten HCV-Infektion aus London vor (Gilleece et al. 2005). Hier wurden insgesamt 50 männliche Homosexuelle mit einem mittleren Alter von 37 Jahren mit einer akuten HCV-Infektionen diagnostiziert. In dieser Studie wurden die Patienten nach Diagnose der akuten HCV-Infektion zunächst für 12 Wochen beobachtet. Hepatitis-C-Viruslastbestimmungen wurden vierwöchentlich durchgeführt. Zeigte sich bis Woche 12 nach Diagnose keine Negativierung der HCV-RNA, wurde eine Behandlung mit pegyliertem Interferon-α-2b in Kombination mit Ribavirin über 24 Wochen angeboten. Patienten mit steigenden HCV-RNA-Viruslasten in den ersten 12 Wochen der Beobachtung wurden früher einer Behandlung zugeführt. Insgesamt kam es bei 12 der 50 Patienten zu einer spontanen Negativierung der HC-Viruslast innerhalb von 3–14 Wochen. In den bislang publizierten Daten zeigte sich hierbei eine dauerhafte Eliminierung im Sinne nicht nachweisbarer HCV-RNA bei einer medianen Nachbeobachtungszeit von 14,5 Monaten (CI 1–61 Monate). Von den 38 Patienten mit positiver HCV-RNA in Woche 12 lehnten 11 Patienten eine weitere Behandlung der akuten Hepatitis C ab, diese Patienten blieben in der Folge Hepatitis-C-positiv. 27 Patienten wurden schließlich über 24 Wochen mit einem pegylierten Interferon in Kombination mit Ribavirin (gewichtsabhängig zwischen 800–1200 mg/Tag) behandelt.

Patienten mit einer spontanen Ausheilung der HCV-Infektion wiesen eine signifikant höhere CD4-Zellzahl und eine geringere HCV-Viruslast auf als Patienten mit einem chronischen Verlauf. Von den behandelten Patienten erreichten 18 eine Negativierung der Hepatitis C Viruslast in Woche 12. Eine negative Viruslast zeigten 16 Patienten in Woche 24 und 48. Zwei Patienten zeigten eine Negativierung der HCV-RNA nach Woche 12, aber vor Woche 24 und erlitten einen Rückfall mit erneutem Anstieg der HCV-RNA innerhalb von sechs Monaten nach Behandlungsende. Insgesamt zeigte sich so ein Ansprechen am Behandlungsende bei 18 von 27 (67%) und eine anhaltende virologische Response bei 16 von 27 (59%) der Patienten. Es zeigte sich hier kein statistisch signifikanter Unterschied im Therapieansprechen zwischen Patienten mit Genotyp-1/4-Infektion (11/20 Patienten, 55%) und Patienten mit Genotyp-2/3-Infektion (4/4 Patienten, 100%, p = 0,258), wenngleich aufgrund der geringen Patientenfallzahl die Aussagekraft eingeschränkt ist.

Zusammenfassung

Die bislang zur Verfügung stehenden Daten zur Behandlung der akuten HCV-Infektion bei HIV-koinfizierten Patienten sind insgesamt ermutigend, obwohl sich anfängliche Erwartungen an die Effektivität einer Frühbehandlung in prospektiven Studien nicht erfüllten. Dennoch scheint die Frühbehandlung der akuten HCV-Infektion bessere Ansprechraten im Vergleich zur Behandlung der chronischen HCV-Infektion aufzuweisen.

Aufgrund der Daten empfiehlt sich unseres Erachtens nach Diagnose einer akuten HCV-Infektion zunächst ein abwartendes Prozedere. Der einmalige Nachweis einer negativen HCV-RNA sollte jedoch nicht als ausreichend für eine spontane Ausheilung der akuten HCV-Infektion angesehen werden, da eine vorübergehende Negativierung mit einem konsekutiven Wiederanstieg der HCV-RNA im Rahmen des Spontanverlaufs beschrieben wurden und z.B. im Rahmen der Deutschen Kohorte auch beobachtet wurden (2 der 10 Patienten, Daten nicht gezeigt). Daher empfiehlt sich eine Nachbeobachtung der Patienten über mindestens 24 Wochen nach Diagnose der akuten Hepatitis C, um einen chronischen Verlauf sicher ausschließen zu können. Zeigt sich nach 12 Wochen kein signifikanter Abfall oder eine negative HCV-RNA, so ist eine Behandlung mit pegyliertem Interferon zu empfehlen. Ob eine Verlängerung der Behandlung über 24 Wochen hinaus bzw. eine Ribavirin-Kombinationsbehandlung empfehlenswert ist, lässt sich aus den aktuellen Daten nicht absehen und bedarf weiterer Studien. Ebenfalls ist die Bedeutung des HCV-Genotyps für das Therapieansprechen unklar. Beide Studien konnten bislang kein besseres Ansprechen von Genotyp-2/3- gegenüber Genotyp-1/4-Infektionen zeigen, möglicherweise jedoch bedingt durch die kleinen Fallzahlen. Eine Therapieverlängerung sollte in Abhängigkeit von der Kinetik des HC-Viruslastabfalls entschieden werden. So zeigte sich in der Deutschen Studie eine klare Korrelation zwischen einer negativen HCV-RNA in Woche 4, 8 und 12 hinsichtlich des Ansprechens am Behandlungsende. Beide Patienten der englischen Studie mit einem Rückfall der HCV-RNA nach Behandlungsende wiesen eine negative HCV-RNA erst nach Woche 12 auf. Daher sollte bei Patienten mit einer noch positiven HCV-RNA in Woche 12 eine Verlängerung der Therapie über 24 Wochen hinaus erwogen werden. Aufgrund der noch unzureichenden Studienlage sollte eine Behandlung der akuten Hepatitis C derzeit grundsätzlich im Rahmen von Studien angestrebt werden.

Literatur beim Autor

E-Mail: Martin.Vogel@ukb.uni-bonn.de

Ribavirin-Spiegelmessung – Pro und Contra aus klinischer Sicht

H. Klinker

Die Einführung von Ribavirin (RBV) in die antivirale Behandlung der chronischen Hepatitis C Ende der 90er-Jahre hat die Therapieergebnisse entscheidend verbessert, obwohl der exakte Wirkmechanismus der Substanz in Bezug auf die HCV-Infektion nach wie vor nicht vollständig aufgeklärt ist (Dixit et al. 2004, Feld et al. 2005).

Durch die aktuelle Standardtherapie mit Peg-Interferon-α in Kombination mit Ribavirin gelingt ein anhaltendes Therapieansprechen bei 42–46% der Patienten mit einer HCV-Genotyp-1-Infektion und 76–82% bei Patienten mit einer HCV-Genotyp-2/3-Infektion.

Bei HIV-Patienten unter hochaktiver antiretroviraler Therapie (HAART) sind bei erheblich rückläufiger HIV-assoziierter Morbidität und Mortalität bis zu 50% der Todesfälle auf lebererkrankungsbedingte Komplikationen zurückzuführen (Anderson et al. 2004). Wesentlicher Risikofaktor hierfür ist eine HCV-Koinfektion. Es besteht daher auch bei vielen Patienten mit HCV/HIV-Koinfektion die Notwendigkeit einer effektiven HCV-Therapie.

Inzwischen liegen die Ergebnisse mehrerer größerer Studien (Carrat et al. 2004, Chung et al. 2004, Torriani et al. 2004) vor, die die Kombinationstherapie mit pegyliertem Interferon-α plus Ribavirin bei Patienten mit HCV/HIV-Koinfektion untersucht haben. Ein dauerhaftes virologisches Ansprechen konnte in diesen Studien bei 27–40% der Patienten erzielt werden, was deutlich unter den Ergebnissen bei HCV-Monoinfizierten liegt. Unter anderem werden die Gründe hierfür in einer relativ niedrigen Ribavirin-Dosierung von 800 mg/d (RIBAVIC-Studie, APRICOT-Studie) – 1000 mg/d (ACTG-5071-Studie) gesehen.

Andererseits ist eine Interferon-α-plus-Ribavirin-Therapie bei antiretroviral behandelten Patienten mit nicht unerheblicher Toxizität behaftet. Besondere Toxizitätsprobleme treten in Form von Hyperlaktatämien, Laktatazidosen und Pankreatitiden vor allem bei Patienten auf, die im Rahmen ihrer antiretroviralen Therapie Didanosin (DDI) und/oder Stavudin (D4T) erhalten. Hier besteht ein Zusammenhang mit Interaktionen dieser auch als D-Nukleosidanaloga bezeichneten Medikamente mit Ribavirin.

Wie bei HCV-Monoinfizierten konnte in den genannten Studien nun auch bei der HCV-Therapie von HCV/HIV-Koinfizierten die Therapiewoche 12 als entscheidend für das weitere Therapieansprechen identifiziert werden. Danach ist eine Fortführung der Behandlung nicht sinnvoll, wenn die HCV-RNA im Plasma nach 12-wöchiger Behandlung nicht mindestens um 2 Log-Stufen abgesunken ist.

Eine spanische Arbeitsgruppe konnte unlängst zeigen, dass für das frühe virologische Ansprechen in Woche 12 neben dem Vorliegen eines HCV-Genotyp 3 die Ribavirin-Exposition (mg/kg Körpergewicht) als unabhängiger Prädiktor eine entscheidende Rolle spielt (Núñez et al. 2005).

Aus Gründen der Therapieeffizienz, möglicher pharmakologischer Interaktionen im Rahmen einer HAART sowie auch der Toxizität ist daher eine verbesserte Kenntnis über die individuelle Ribavirin-Exposition wünschenswert.

Prinzipiell möglich erscheint dies durch die Messung von RBV-Plasmakonzentrationen mit dem Fernziel eines Therapeutischen Drug Monitoring (TDM).

Ribavirin-Pharmakokinetik

Ribavirin wird nach oraler Einnahme rasch resorbiert, eine maximale Serumkonzentration wird nach ca. 1,5 Stunden erreicht. Nach einer schnellen Verteilungsphase erfolgt eine langsame Elimination (bei Einmalgabe 79 Stunden, nach multipler Dosierung ca. 298 Stunden!) letztlich über die Nieren.

Ribavirin wird sehr gut resorbiert. Die Bioverfügbarkeit beträgt dennoch lediglich 50%, was wahrscheinlich auf einen erheblichen First-Pass-Metabolismus zurückgeführt werden kann. Ein Steady-state wird erst nach etwa 4 Wochen erreicht. Ribavirin bindet nicht an Plasmaproteine. Ribavirin akkumuliert in erheblichem Maße in

Erythrozyten, hier findet sich bei multipler Dosierung eine um den Faktor 50–70 höhere Konzentration als im Serum (Übersicht bei Glue, 1999).

Ribavirin-Plasmakonzentrationen in der HCV-Therapie

Insgesamt ist die Datenlage zu Ribavirin-Plasmakonzentrationen in der Behandlung der HCV-Infektion sowohl bei Monoinfizierten als auch HCV/HIV-Koinfizierten noch spärlich.

Larrat u. Mitarb. (2003) fanden bei 11 Patienten, die auf die Therapie ansprachen, nach 12 und 24 Wochen signifikant höhere Ribavirin-Plasmakonzentrationen als bei Nonrespondern. Die mittlere Ribavirin-Plasmakonzentration bei allen Patienten betrug 2670 ± 1060 ng/ml in Woche 12 sowie 3240 ± 1350 ng/ml in Woche 24 bei einer erheblichen interindividuellen Variabilität (Variabilitätskoeffizient adjustiert an die verabreichte Dosis 44–48%).

Bei 108 konsekutiven Patienten unter Interferon-α-plus-Ribavirin-Therapie wurde zu Therapiewoche 4, 8 und 12 zusammengenommen eine mittlere Ribavirinkonzentration von 1998 ng/ml gemessen. Die Ribavirin-Plasmakonzentration hatte bezüglich der Entwicklung einer Ribavirin-induzierten Anämie einen deutlich besseren Vorhersagewert als die Ribavirin-Dosierung pro kg Körpergewicht (Lindahl et al. 2004).

In einer japanischen Untersuchung wurden bei 19 Patienten unter einer täglichen Ribavirin-Dosierung von 600–800 mg maximale Steady-state-Ribavirin-Plasmakonzentrationen von 1100–4000 ng/ml gemessen. Ein Steady-state wurde nach 4 Wochen erreicht, die Ribavirin-Clearance korrelierte mit der Nierenfunktion, gemessen als Kreatininclearance. Eine lineare Beziehung fand sich zwischen der Ribavirin-Plasmakonzentration und dem Abfall der Hämoglobinkonzentration (Maeda et al. 2004).

Bei 98 HCV/HIV-koinfizierten Patienten, die im Rahmen der HCV-Therapie 800–1200 mg/d Ribavirin erhielten, wurden zu Therapiewoche 4 und 12 die Ribavirin-Plasmakonzentrationen bestimmt (Rendón et al. 2005). Die Ribavirin-Plasmaspiegel korrelierten signifikant mit der Ribavirindosierung pro kg Körpergewicht. Darüber hinaus erwies sich die Ribavirin-Plasmakonzentration sowohl in der univariaten als auch in der multivariaten Analyse als unabhängiger Prädiktor für ein frühes virologisches Therapieansprechen und die Entwicklung einer Ribavirin-assoziierten Anämie. Letztere war ebenfalls assoziiert mit der gleichzeitigen Einnahme von Azidothymidin (AZT). Die mittleren Ribavirin-Plasmakonzentrationen betrugen 2710 ± 1070 ng/ml zu Woche 4 und 2720 ± 890 ng/ml in Woche 12. Bei großer interindividueller Variabilität war die intraindividuelle Variabilität zwischen Woche 4 und 12 gering.

Eine mittlere minimale Ribavirin-steady-state-Konzentration von 1800 ng/ml wurde aus 184 Proben bei 30 HCV/HIV-koinfizierten Patienten gemessen, die mit 800–1200 mg/d Ribavirin behandelt wurden. Die Ribavirin-Plasmakonzentration erwies sich auch in dieser Untersuchung als unabhängiger Prädiktor für ein virologisches Ansprechen, es wurde eine untere Grenze für ein virologisches Ansprechen von 1000 ng/ml ermittelt (Breilh et al. 2005).

Eigene Ergebnisse

Ribavirin-Plasmakonzentrationsbestimmung

Als Grundlage der gewählten Solid-phase-extraction-HPLC-Methodik dienten die Arbeiten von Homma et al. (1999) und Larrat et al. (2003).

Die Hardware-Voraussetzungen und methodischen HPLC-Bedingungen waren folgende:
- Probenvorbereitung: Festphasenextraktion – BAKERBOND spe 12G-Vakuum-Extraktionseinheit (Mallinckrodt Baker/Griesheim).
- SPE-Säule: Bond Elut LRC-PBA, 100 mg (Varian Deutschland GmbH/Darmstadt), HPLC-Anlage (Beckman-Coulter/Unterschleißheim),
- Equipement: 126 Pumpenmodul, 168 Photodiodendetektor, 508 Automatischer Probengeber, 32 Karat Software für Windows NT zu Steuerung und Auswertung,
- Säule: Packungsmaterial: Reprosil-PUR C18-AQ 250 × 2 mm ID mit Partikelgröße 5 μm,
- Säulendimension: 250 × 2 mm ID (Dr. Maisch GmbH/Ammerbuch)
- Laufmittel: 20 mM KH_2PO_4-Puffer : Acetonitril gradient grade 99 : 1 (v/v), pH 4.5
- Fluss: 0,2 ml/min,
- Detektion: Wellenlänge 210 nm,
- Kalibrationsbereich: 100–6000 ng/ml (0,41–24,6 μmol/L).

Ergebnisse

Bei insgesamt 97 konsekutiven Patienten (69 Männer, 28 Frauen) mit HCV-Infektion, darunter 7 mit HCV/HIV-Koinfektion, wurden unter Thera-

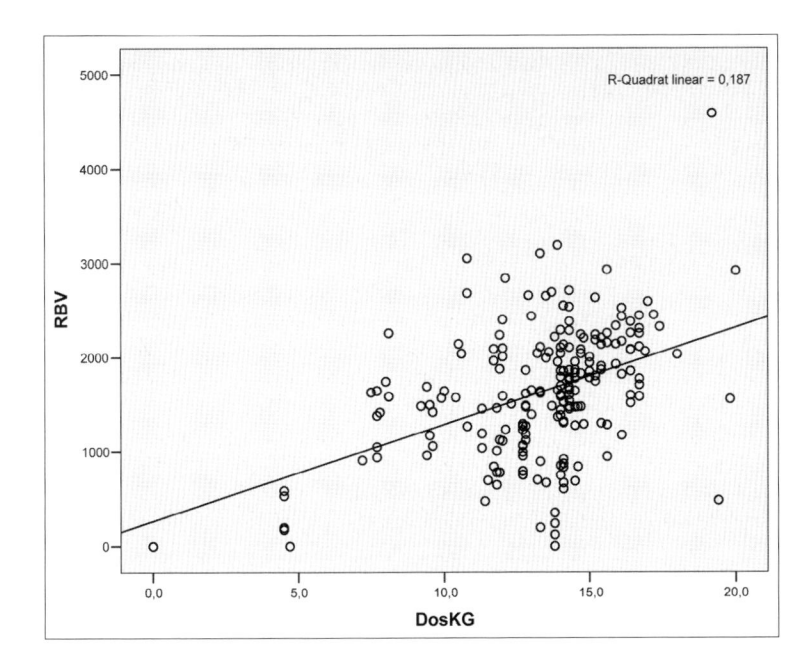

Abb. 3.19 RBV-Plasmakonzentrationen und RBV-Dosierung pro kg Körpergewicht bei Patienten mit HCV-Infektion unter Therapie mit Interferon-α plus Ribavirin (206 Proben, Medizinische Klinik und Poliklinik der Universität Würzburg, Schwerpunkt Infektiologie).

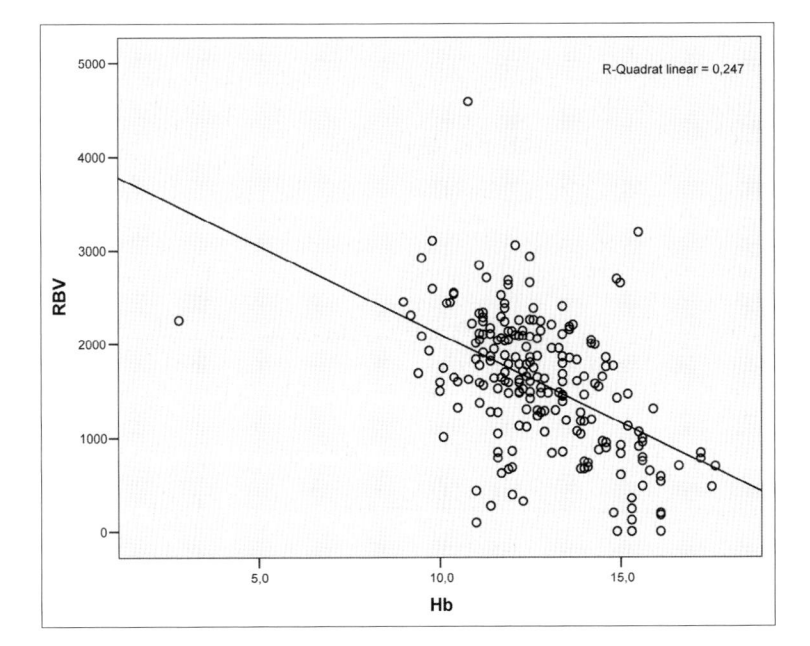

Abb. 3.20 RBV-Plasmakonzentrationen und Hämoglobinwert bei Patienten mit HCV-Infektion unter Therapie mit Interferon-α plus Ribavirin (199 Proben, Medizinische Klinik und Poliklinik der Universität Würzburg, Schwerpunkt Infektiologie).

pie mit Interferon-α plus Ribavirin zwischen Therapiewoche 1 und 48 insgesamt 348 (3,6 ± 3,0, 1 – 16) Ribavirin-Plasmakonzentrationen bestimmt.

Im Steady-state (nach Therapiewoche 4) betrug die mittlere Ribavirin-Plasmakonzentration 1846 ± 828 ng/ml (Männer: 1765 ± 682 ng/ml, Frauen: 2092 ± 960 ng/ml).

Unter einer Ribavirin-Dosierung von 800 mg/d (50 Proben) wurde eine mittlere Ribavirin-Konzentration von 1494 ± 534 ng/ml gemessen, unter 1000 mg/d (145 Proben) 1794 ± 706 ng/ml und unter 1200 mg/d (98 Proben) 1955 ± 686 ng/ml. Es zeigte sich eine erhebliche interindividuelle Variabilität (Abb. 3.**19**).

Tab. 3.**10** RBV-Plasmakonzentrationen bei Patienten mit HCV-Infektion unter Therapie mit Interferon-α plus Ribavirin zwischen Therapiewoche 1 und 48 (139 Proben, Medizinische Klinik und Poliklinik der Universität Würzburg, Schwerpunkt Infektiologie)

Therapiewoche	Proben (n)	min. (ng/ml)	max. (ng/ml)	MW ± SD (ng/ml)
1–4	63	0	3102	1190 ± 711
8–12	44	840	3190	1787 ± 522
20–24	13	1455	3052	2048 ± 556
36–48	19	194	4589	1843 ± 893

Die zwischen Therapiewoche 1 und 4 untersuchten Plasmaproben zeigten deutlich niedrigere RBV-Konzentrationen (Tab. 3.**10**).

Eine negative Korrelation fand sich zwischen der Höhe der RBV-Plasmakonzentrationen und dem Hb-Wert (Abb. 3.**20**).

Zusammenfassung

Zusammenfassend könnte eine Messung der Ribavirin-Plasmakonzentration gerade in den ersten Therapiemonaten und bei Risikopatienten für besonders niedrige oder hohe Ribavirin-Konzentrationen (ältere Patienten, Patienten mit Niereninsuffizienz, Patienten mit HCV/HIV-Koinfektion unter HAART, stark übergewichtige Patienten u. a.) eine sinnvolle Maßnahme zur Verbesserung der Therapieeffizienz und auch der Therapiesicherheit sein. Dies insbesondere vor dem Hintergrund, dass der Ribavirin-Exposition gerade in den ersten Behandlungswochen eine hohe Bedeutung zukommt.

Einschränkend muss angemerkt werden, dass neben noch bestehenden methodischen Problemen (Recovery, mögliche Veränderung der Messwerte bei Hämolyse und bei längerfristigem Einfrieren der Proben) eine erhebliche interindividuelle Variabilität der Ribavirin-Plasmakonzentrationen die Wertigkeit eines Ribavirin-TDM derzeit noch einschränkt. Es sollten deshalb hierzu weitere Studien durchgeführt werden.

Literatur beim Autor

E-Mail: Klinker_H@klinik.uni-wuerzburg.de

Pro und Contra Ribavirin-Spiegelmessung aus pharmakologischer Sicht

M. Kurowski

Hintergrund

In der Behandlung der chronischen Hepatitis C hat die zusätzliche Gabe von Ribavirin bei der Therapie mit Interferon-α zu einer wesentlichen Verbesserung der Wirksamkeit geführt. Interferon-α war der erste Wirkstoff mit einer nachweisbaren Wirkung auf das Hepatitis-C-Virus (HCV). Demgegenüber ist die Wirksamkeit von Interferon-α bei chronischer Hepatitis C unbefriedigend. Eine Monotherapie mit Interferon-α führt bei lediglich 15–20% der Patienten mit chronischer Hepatitis C zu einem Ansprechen.

Ribavirin ist ein Guanosin-analoges Nukleosid, das in vitro die Replikation einer Vielzahl von DNA und RNA-Viren, u. a. von HCV inhibiert. Im Vergleich zur Monotherapie mit Interferon-α (IFN) bewirkt die Kombination mit Ribavirin ungefähr eine Verdoppelung der Ansprechraten bei Patienten mit chronischer Hepatitis C.

In der Kombination mit pegyliertem Interferon scheint die Ribavirindosierung bzw. der auftretende Spiegel ein determinierender Faktor für die Wirksamkeit der Kombination zu sein (Breilh et al. 2005).

Darüber hinaus liegen retrospektive Daten vor, die auch einen Zusammenhang zwischen den Ribavirin-Plasmakonzentrationen und der unter Ribavirin auftretenden Anämie belegen (Rendon et al. 2005)

Pharmakokinetik von Ribavirin

Die Verabreichung von Ribavirin erfolgt peroral. Es konnte gezeigt werden, dass die Einnahme von Ribavirin mit einer fettreichen Mahlzeit zu einer Erhöhung der absorbierten Wirkstoffmenge führt. Für den Vergleich der Bioverfügbarkeit und des pharmakokinetischen Profils erscheint daher die vergleichende Untersuchung unter Nüchternbedingung am besten geeignet.

Ribavirin wird nach peroraler Einnahme rasch resorbiert. Nach Einzeldosen von 600 mg werden maximale Plasmaspiegel von ca. 700 ng/ml nach 1–2 Stunden erreicht. Nach einer raschen Verteilungsphase wird Ribavirin mit einer terminalen Eliminationshalbwertszeit von 80–140 Stunden eliminiert. Die absolute Bioverfügbarkeit beträgt 45–65%. Der restliche Anteil der Dosis wird offensichtlich im Zuge eines ausgeprägten First-Pass-Effekts metabolisiert. Im Bereich von 200–1200 mg zeigt Ribavirin eine lineare Kinetik bezogen auf die Fläche unter der Plasmaspiegelkurve (AUC). Das Verteilungsvolumen von Ribavirin beträgt 5000 l, obwohl es keine wesentliche Bindung an Plasmaproteine zeigt.

Das hohe Verteilungsvolumen könnte auf die Affinität zu Drug Transportern zurückzuführen sein, die Ribavirin in hohen Konzentrationen in den Zellen halten.

Anionische Drug Transporter finden sich auf der Oberfläche allen Zelltypen, die an der Absorption, Verteilung, Metabolismus und Elimination von Ribavirin beteiligt sind.

Nach Einzeldosen wurden eine inter- und intraindividuelle Variabilität von ca. 30% der pharmakokinetischen Parameter AUC und C_{max} beobachtet. Diese Variabilität ist vermutlich auf den individuell unterschiedlichen First-Pass-Metabolismus zurückzuführen. Die Metabolisierung von Ribavirin erfolgt einerseits durch reversible intrazelluläre Phosphorylierung und andererseits durch Abspaltung des Riboserests und anschließende Hydrolyse. Diese Metabolite werden, wie Ribavirin selbst, vorwiegend renal ausgeschieden.

Voraussetzung für die Routinemessung von Ribavirin-Spiegeln (therapeutisches Drug Monitoring)

Der Zusammenhang zwischen den Plasmakonzentrationen von Ribavirin und dessen Wirkung (virological response) und der Anämie als wichtigster Nebenwirkung ist belegt, jedoch nicht quantitativ definiert. Eine Dosisanpassung auf der Basis gemessener Wirkstoffspiegel erscheint sinnvoll, jedoch ist ein therapeutischer Bereich

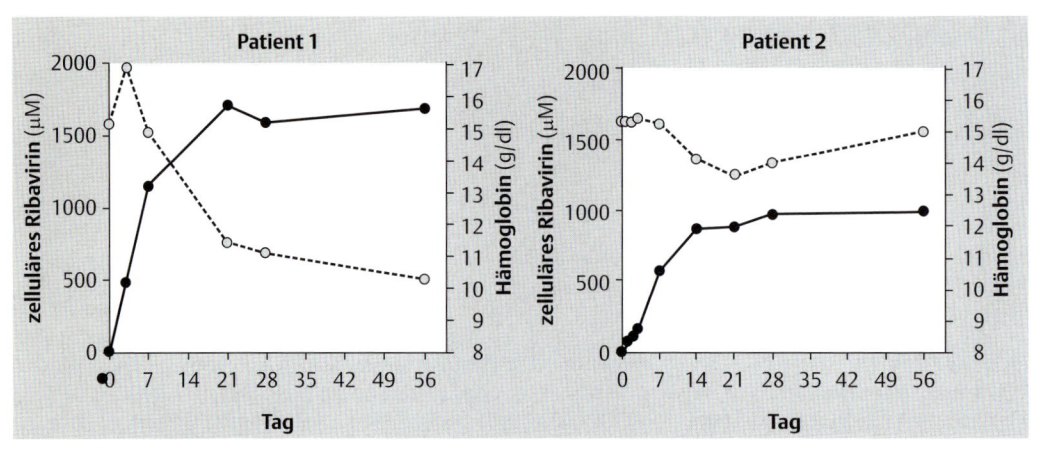

Abb. 3.21 Zelluläres Hämoglobin und Ribavirin-Konzentrationen (Inoue et al., AAC 2004).

im Rahmen einer prospektiven Validierungsstudie zu belegen.

Eventuell kommt eine Messung der zellulären Konzentrationen von Ribavirin oder der phosphorylierten Anabolite in Betracht, ein Zusammenhang mit der Entwicklung der Anämie konnte gezeigt werden (Abb. 3.21).

Analytische Methoden zur Messung von Plasmaspiegeln und zellulären Konzentrationen stehen zur Verfügung.

Schlussfolgerung

Ein Zusammenhang der Plasmaspiegel bzw. zellulären Spiegel von Ribavirin mit der klinischen Wirksamkeit bzw. der Anämie als wichtigster Nebenwirkung konnte in der Kombination mit pegyliertem Interferon bei HIV/HCV koinfizierten Patienten gezeigt werden.

Die Anpassung der Ribavirin-Dosis im Bereich von 800–1200 mg könnte zu einer Verbesserung der Wirksamkeit bzw. einer Reduktion der Nebenwirkung beitragen.

Eine klinische Validierungsstudie zur Ermittlung von therapeutischen Bereichen in definierten Patientenpopulationen ist zur Etablierung der Ribavirin-Spiegelmessung in der klinischen Routine erforderlich.

Literatur beim Autor

E-Mail: Labor-Kurowski@t-online.de

Sachwortverzeichnis

A

Adefovir 33f
- Ansprechrate
- - bei HBeAg-negativer Hepatitis 34f
- - bei HBeAg-positiver Hepatitis 34f
- Dipivoxil, Resistenz, Häufigkeit 50
- Dosisanpassung bei Niereninsuffizienz 37
- Effektivität, antivirale 46
- Hepatitis B
- - - Ansprechen 76
- - - Therapie 75
- Kombination Lamivudin 54
- Resistenz
- - Entwicklung 32
- - Rate 53
- - Therapie 53
- Response, inkompletter 53
- Strukturformel 30, 48
- Wirksamkeit gegen Lamivudin-Resistenz-assoziierte Mutationen 49
- Wirkungsmechanismus 45
- - antiviraler 47
Agents, antibiotic 11 ff
Alamifovir
- Hepatitis B
- - - Ansprechen 76
- - - Therapie 75
- Strukturformel 30
- Wirksamkeit gegen Lamivudin-Resistenz-assoziierte Mutationen 49
- Wirkungsmechanismus 45
Albuferon 78
Amantadin 79
Angiogenesis 7
Antifibrotics
- - hepatocyte transplantation 14
- - stem cell therapy 14
Antikörpernachweis, Hepatitis A und B 22
Antagonist of vasoactive mediators 12
APRICOT-Studie 66ff
- Behandlungsende versus Nachbeobachtungsende 70f
- Design 67
- Langzeiterfolg, virologischer 67, 69
- Leberdekompensation 72
- Therapieerfolg
- - HCV-Genotyp-spezifischer 68
- - bei Leberzirrhose 68, 70
Auffrischimpfung, Hepatitis A und B 23f

C

CD4+ T cells, intrahepatic HCV-specific 8
CD4+-T-Helferzellen 3
- Anzahl unter hochaktiver antiretroviraler Therapie 17f
- Einfluss auf Leberfibroseprogression 18
- Verlust 5
CD8+ T cells, adoptive transfer 8
CD8+-T-Zellen 5
Chemotherapie, HBsAg-positive Hepatitis 37
Clevudin
- Hepatitis B
- - - Ansprechen 76
- - - Therapie 75
- Strukturformel 30
Collagens 6
COPILOT-Studie 79
Cytokine, profibrotic 6f
Cytokines, antifibrogenic 10f
- - antagonizing 11

D

D-Nukleoside 30, 36
Drug development, antifibrotic 10
Drugs
- anti-HBV 38ff
- - characteristics 39f
- - HIV infection 39
- - mechanism of action 38f
- plant-derived 11
- with antifibrotic potential in vitro 12f

E

Emtricitabin 35f
– Effektivität, antivirale 46
– – Ansprechen 76
– – Therapie 75
– Strukturformel 30
– Wirksamkeit gegen Lamivudin-Resistenz-assoziierte Mutationen 49
– Wirkungsmechanismus 45
Entecavir 36
– Effektivität, antivirale 46
– Hepatitis B
– – – Ansprechen 76
– – – Therapie 75
– Strukturformel 30
– Wirksamkeit gegen Lamivudin-Resistenz-assoziierte Mutationen 49
– Wirkungsmechanismus 45
Extracellular matrix 6f

F

Fibrogenesis
– hepatic, mechanism 6f
– HCV-induced 9
– initiation 7
– fibrosis s. fibrosis, hepatic
Fibrogenic
– immune response 8
– signal transduction, modulator 11f
Fibrolysis, stimulation 11
Fibrosis
– hepatic
– – combination therapy 13f
– – genetic predisposition 9f
– – inhibition with pharmacological strategies 10ff
– – reversibility 8f
– progression, and hepatitis C virus 7

H

HAART s. Therapie, antiretrovirale, hochaktive
Hämodialyse, HBsAg-positive Hepatitis 37
Hämoglobin
– Ribavirin-Plasmakonzentration 87
– zelluläres 90
HBV (Hepatitis B Virus)
– Interaktion HIV 4
HBV-DNA-Suppression 44
HBV-Genotyp, Interferonansprechrate 28
HBV-Polymerasegen, Mutationen, Resistenz-vermittelte 51
HBV-Polymeraseinhibitoren s. Nukleo(t)sidanaloga
HCV (Hepatitis C Virus)
– Interaktion HIV 4
HCV-Genotyp 2 Infektion, Hepatitis-Flares 59
HCV-Hüllproteinvakzine 79
HCV-RNA, APRICOT-Studie 67
Hepatic fibrogenesis s. Fibrogenesis, hepatic
Hepatic fibrosis s. Fibrosis, hepatic
Hepatitis A
– – Immunisierung 21f
– – Impfstoffe 21
– – Prophylaxe, Impfempfehlung 20
Hepatitis-A-Impfung 20ff
– Auffrischimpfung 23f
– Komplikation 22f
– Kontraindikation 21
– Kontrolle 23
– Nebenwirkung 22f
– Patientenaufklärung 20
Hepatitis B
– – chronische
– – – und Leberzirrhose 36f
– – – Medikamente 45
– – – Therapie 27ff
– – – Therapieansatz, neuer 74ff
– – – Therapieempfehlung 29ff
– – – Therapieerfolg
– – – – Faktoren, prädiktive 28
– – – – Kriterien 27f
– – – Therapieformen, neue 36
– – – Therapieindikation 27
– – HIV-coinfection, treatment 38ff
– – – – guidelines 40ff
– – – – management 41f
– – Immunisierung 21f
– – Immunpathogenese 3ff
– – Impfmöglichkeit bei anti-HBc-Positivität 22
– – Impfstoffe 21
– – Kombinationstherapie 76f
– – vor Lebertransplantation, Therapieempfehlung 37
– – Mortalität 44
– – Organtransplantation, Therapieempfehlung 37
– – Prophylaxe, Impfempfehlung 21
– – Resistenz 75f
Hepatitis-B-Impfung 20ff
– Auffrischimpfung 23f
– Komplikation 22f
– Kontraindikation 21
– Kontrolle 23
– Nebenwirkung 22f

– Patientenaufklärung 20
Hepatitis C
– – akute
– – – Behandlungsbeginn, genotypisch-
    abhängiger 61
– – – HIV-Koinfektion, Therapie 81 ff
– – – Therapie 59 f
– – chronische
– – – Genotyp 1, Therapie 61
– – – Genotyp 2 und 3
– – – – – Therapie 61 f
– – – – – Therapiedauer, individualisierte 64
– – – Genotyp 4 bis 6
– – – – – Therapie 62 f
– – – – – Therapiedauer, individualisierte 64
– – – Interferone 60
– – – Nonresponder, Therapie 63 f
– – – Therapie, genotypisch-abhängige 61 ff
– – – Therapieansatz, neuer 74 ff
– – – Therapieoptimierung 60 ff
– – Genotypen 58 f
– – HIV-Koinfektion
– – – Mortalität 65 f
– – – – leberbedingte unter Therapie 66
– – – Therapie 65 ff
– – – Therapie-Studie
– – – – deutsche 81 ff
– – – – englische 83 f
– – – Therapiestudien 66 ff
– – – Verlauf, natürlicher 65
– – Immunpathogenese 3 ff
– – Kombinationstherapie 77
– – Nonresponder 77 f
– – Prognose bei Koinfektion HIV 16 f
– – Rückfall, Re-Therapie 77 f
– – Steatosis 59
– – Substanzen, direkt antivirale 80
– – Therapie
– – – antiretrovirale, hochaktive 17 f
– – – Ribavirin-Plasmakonzentration 86 ff
– – – Substanzen, neue 78
– – Verlauf, natürlicher 15 f, 57 f
Hepatitis
– fulminante, Therapieempfehlung 36
– HBeAg-negative
– – Adefovir-Ansprechrate 34 f
– – Interferone 31 f
– – Therapieempfehlung 29
– HBeAg-positive
– – Adefovir-Ansprechrate 34 f
– – Interferone 29 f
– – Therapieempfehlung 29
– HBsAg-positive
– – Chemotherapie 37

– – Hämodialyse 37
– – Niereninsuffizienz 37
Hepatitis-Flare, HCV-Genotyp 2 Infektion 59
Hepatocyte transplantation,
    and antifibrotics 14
HIV
– Interaktion Hepatitis-B/C-Virus 4
– Mortalität 17
– treatment, and anti-HBV treatment 41 f
HIV-Koinfektion
– Immunpathogenese Hepatitis B und C 3 ff
– Fibrogenic immune response 8
– Hepatitis-C-Therapie 81 ff
– Heptitis-C-Verlauf, natürlicher 15 f
– Mortalität 65 f
HIV-Resistenz, eingeschränkte 3 ff
HIV-RNA
– Einfluss auf Leberfibroseprogression 18
– Therapie, antiretrovirale, hochaktive 17 f

I

Immune response, fibrogenic 8
Inflammation, and organ fibrosis 8
Interferon 3
– Ansprechrate HBV-Genotyp 28
– Hepatitis B 44
– Hepatitis C, akute 60
– Kombination mit
– – Lamivudin 33
– – Ribavirin
– – – APRICOT-Studie 66 ff
– – – Hepatitis C, chronische,
      Nonresponder 63
– – – RIBAVIC-Studie 69 ff
Interferon, pegyliertes s. PEG-Interferon
Interferon-α
– Hepatitis B 75
– Kombination Ribavirin, Plasmakonzentration
    Ribavirin 87 f
Interferon-α-2a
– APRICOT-Studie 66 ff
– Hepatitis B 74 f
– RIBAVIC-Studie 69 ff
Interferon-α-2b, Hepatitis B 74 f
Interferone
– Hepatitis B, chronische 29
– neue, Hepatitis C 78
– pegylierte, Hepatitis C
– – – – chronische 60
– – – – Genotyp 1 61
– – – – Genotyp 2 und 3 61 f
– – – – Genotyp 4 bis 6 62 f
– – – – Nonresponder 63 f

Interferontherapie, Erfolgsrate 3
Ishak-Score, Leberfibrosestadien 16

K

Konsensinterferon 78 f

L

Lamivudin 32 f
- Dosisanpassung bei Niereninsuffizienz 37
- Effektivität, antivirale 46
- Hepatitis B
- – Ansprechen 76
- – Therapie 75
- Kombination
- – Adefovir 54
- – Interferon 33
- Langzeittherapie, Effektivität 46
- Resistenz
- – Entwicklung 32
- – Häufigkeit 50
- – Rate 53
- – – Therapie 52
- Strukturformel 30, 48
- Wirksamkeit gegen Lamivudin-Resistenz-assoziierte Mutationen 49
- Wirkungsmechanismus 45
L-dA, Strukturformel 30
Leberfibrose
- fortgeschrittene 15 f
- Stadien
- – Ishak-Score 16
- – METAVIR 15 f
Leberfibroseprogression
- Faktoren, prognostische 58
- Hemmung mit neuer Therapie 79
- Proteasehemmer 18 f
- Therapie, antiretrovirale, hochaktive 17 f
Leberzirrhose
- APRICOT-Studie 68, 70
- und Hepatitis B, chronische 36 f
Liver, fibrotic 7
L-Nukleoside 30, 32 f, 35 f
Lymphozyten 3

M

Matrix metalloproteinase 6 f
METAVIR-Leberfibrosestadium 15 f
Modulators of fibrogenic signal transduction 11 f
Mortalität
- Hepatitis B – HIV-Koinfektion 44
- Hepatitis C – HIV-Koinfektion 65 f
- HIV 17
Myofibroblast 8 f

N

Niereninsuffizienz
- Dosisanpassung Nukleo(t)sidanaloga 37
- HBsAg-positive Hepatitis 37
Non nucleosid reverse transcripte inhibitor (NNRTI) 18 f
Nucleosid-Analoga
- Hepatitis B 75
- – Ansprechen 76
- Resistenz 48 ff
- Wirksamkeit gegen Mutationen, Lamivudin-Resistenz-assoziierte 49
Nukleoside, azyklische 30, 33 ff
Nukleotid-Analoga
- Hepatitis B 45, 75
- – Ansprechen 76
- Resistenz 50 f
- Wirksamkeit gegen Mutationen, Lamivudin-Resistenz-assoziierte 49
Nukleo(t)sidanaloga 32 ff
- HBV-DNA-Abfall 33
- Resistenz, Diagnostik 51 f
- – Therapieoption 52 ff
- neue, Hepatitis C 78
- Resistenzbildungsfaktoren 51
- Resistenzmechanismen 48 ff
- Strukturformeln 30
- Wirkungsmechanismus
- – antiviraler 47
- – molekulare 44 ff

O

Octapeptides, cyclic 13

P

PEG-IFN-α-2a s. PEG-Interferon-α-2a
PEG-IFN-α-2b s. PEG-Interferon-α-2b
PEG-Interferon, Kombination Ribavirin
- – – Nebenwirkungen 82
- – – bei Nonresponder 77 f
- – – bei Rückfall 77
PEG-Interferon-α-2a 61
- Hepatitis B 74 f
- – Ansprechen 76
PEG-Interferon-α-2b 61 f, 64
- Hepatitis B 75
- – Ansprechen 76

Polymerase, virale, Hemmung   44 ff
Polymeraseinhibitoren s. Nukleo(t)sidanaloga
Proteaseinhibitoren (PI)
– Leberfibrose   18 f
– neue, Hepatitis C   78

R

Resistenzentwicklung, virale   47 f
– – Langzeittherapie Nukleo(t)sidanaloga   49
RIBAVIC-Studie   69 ff
– Design   71
– Therapieerfolg, HCV-Genotyp-abhängiger   72
Ribavirin
– APRICOT-Studie   66 ff
– Hepatitis C
– – – akute   60
– – – chronische   60
– – – Genotyp 1   61
– – – Genotyp 2 und 3   61 f
– – – Nonresponder   63 f
– Kombination Interferon
– – – Hepatitis C, chronische,
         Nonresponder   63
– – – RIBAVIC-Studie   69 ff
– – Interferon-α, Plasmakonzentration   87 f
– – mit neuen Substanzen   79
– – PEG-Interferon
– – – Nebenwirkungen   82
– – – bei Nonresponder   77 f
– – – bei Rückfall   77
– Pharmakokinetik   85 f, 89
– Plasmakonzentration   86
– – und Dosierung   87
– – und Hämoglobinwert   87
– Plasmakonzentration und zelluläres
   Hämoglobin   90
– RIBAVIC-Studie   69 ff
– Spiegelmessung
– – routinemäßige   89 f
– – Sicht
– – – klinische   85 ff
– – – pharmakologische   89 f

S

Schwangerschaft, und chronische Hepatitis B,
   Therapieempfehlung   36 f
Steatosis, Hepatitis C   59
Stem cell therapy, and antifibrotics   14
Substanzen, direkt antivirale, Hepatitis C   80

T

Telbivudin
– Effektivität, antivirale   46
– Hepatitis B
– – Ansprechen   76
– – Therapie   75
– Strukturformel   30
– Wirksamkeit gegen Lamivudin-Resistenz-
   assoziierte Mutationen   49
– Wirkungsmechanismus   45
Tenofovir
– Disoproxil Fumarate   34 f
– Effektivität, antivirale   46
– Hepatitis B
– – Ansprechen   76
– – Therapie   75
– Strukturformel   30
– Wirksamkeit gegen Lamivudin-Resistenz-
   assoziierte Mutationen   49
– Wirkungsmechanismus   45
Therapie, antiretrovirale
– – HIV-Patient   3 ff
– – hochaktive (HAART)   5, 15 ff
Toll-like-Rezeptor   79
Torcitabin
– Strukturformel   30
– Wirksamkeit gegen Lamivudin-Resistenz-
   assoziierte Mutationen   49
Transforming growth factor β (TGFβ)   6 f, 11
Treatment, anti-HBV
– – efficacy   40
– – impact on liver-relates
– – – – morbidity   42
– – – – mortality   42

V

Vasoactive mediators, antagonist   12
Viramidin   78 f